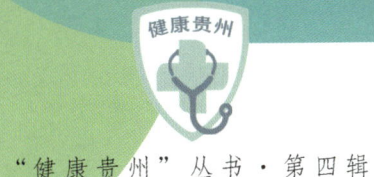

"健康贵州"丛书·第四辑

食物中毒与食品安全的那些事

贵州省疾病预防控制中心 编
郭 华 王娅芳 李 磊 主编

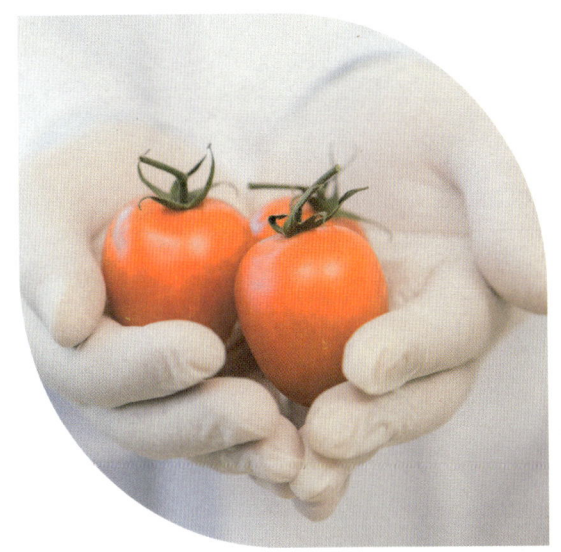

贵州科技出版社

·贵阳·

图书在版编目（CIP）数据

食物中毒与食品安全的那些事 / 贵州省疾病预防控制中心编；郭华，王娅芳，李磊主编 . -- 贵阳：贵州科技出版社，2024. 10. -- （"健康贵州"丛书 / 胡远东，刘涛主编）. -- ISBN 978-7-5532-1336-1

Ⅰ . R595.7；TS201.6

中国国家版本馆 CIP 数据核字第 2024X9Q085 号

食物中毒与食品安全的那些事
SHIWU ZHONGDU YU SHIPIN ANQUAN DE NAXIESHI

出版发行	贵州科技出版社
地　　址	贵阳市观山湖区会展东路 SOHO 区 A 座（邮政编码：550081）
网　　址	https://www.gzstph.com
出 版 人	王立红
责任编辑	杨林谕　候一炜
经　　销	全国各地新华书店
印　　刷	贵州新华印务有限责任公司
版　　次	2024 年 10 月第 1 版
印　　次	2024 年 10 月第 1 次
字　　数	80 千字
印　　张	9
开　　本	710 mm×1000 mm　1/16
书　　号	ISBN 978-7-5532-1336-1
定　　价	45.00 元

"健康贵州"丛书编委会

主 编：胡远东 刘 涛

编 委：李艳辉 赵否曦 徐莉娜 张人华

　　　　冯 军 刘 浪 伍思璇 杨林谕

《食物中毒与食品安全的那些事》
编辑委员会

主　编：郭　华　王娅芳　李　磊
副主编：张黎黎　杨　琪　廖鸿霞　刘　琳

编　委：郭　华　贵州省疾病预防控制中心
　　　　王娅芳　贵州省疾病预防控制中心
　　　　李　磊　贵州省疾病预防控制中心
　　　　张黎黎　贵州省疾病预防控制中心
　　　　杨　琪　贵州省疾病预防控制中心
　　　　廖鸿霞　贵州省疾病预防控制中心
　　　　刘　琳　贵州省疾病预防控制中心
　　　　吕晓丹　贵州省疾病预防控制中心
　　　　陈庆园　贵州省疾病预防控制中心
　　　　代　华　贵阳市疾病预防控制中心
　　　　袁　飞　贵阳市疾病预防控制中心
　　　　熊　毅　遵义市疾病预防控制中心
　　　　赵明伍　遵义市疾病预防控制中心
　　　　吴　迪　铜仁市疾病预防控制中心

詹江南	铜仁市疾病预防控制中心
李建华	铜仁市疾病预防控制中心
侯兴华	黔东南州疾病预防控制中心
单竹周	黔东南州疾病预防控制中心
王灵秋	安顺市疾病预防控制中心
徐　林	安顺市疾病预防控制中心
李若田	黔西南州疾病预防控制中心
周小江	黔西南州疾病预防控制中心
杨龙剑	毕节市疾病预防控制中心
蔡　云	毕节市疾病预防控制中心
邹朝飞	黔南州疾病预防控制中心
潘　俊	黔南州疾病预防控制中心
彭金红	黔南州疾病预防控制中心
肖琼珍	六盘水市疾病预防控制中心
唐　福	六盘水市疾病预防控制中心
王　敏	六盘水市疾病预防控制中心
潘月华	贵州省疾病预防控制中心
张　权	贵州省疾病预防控制中心
高　婧	贵州省疾病预防控制中心
晏云富	贵阳市疾病预防控制中心
龙景安	贵阳市疾病预防控制中心

段明香	遵义市疾病预防控制中心
刘　颖	遵义市疾病预防控制中心
汪　洋	遵义市疾病预防控制中心
董光镨	遵义市疾病预防控制中心
白明书	黔东南州疾病预防控制中心
陈　珊	安顺市疾病预防控制中心
叶应林	安顺市疾病预防控制中心
冯　雪	毕节市疾病预防控制中心
宋怡欢	黔南州疾病预防控制中心
杨　琪	铜仁市疾病预防控制中心
黄　俊	黔西南州疾病预防控制中心
李晓慧	黔西南州疾病预防控制中心

序

  每个人都是自己健康的第一责任人，同时也对家庭和社会负有健康责任。普及健康知识，提升全民健康素养，是提高全民健康水平根本、经济、有效的措施之一。《健康中国行动（2019—2030年）》提出，要推进健康知识普及，实现从"以治病为中心"向"以健康为中心"的转变。以科普的方式将健康领域的科学方法、科学思想和科学精神传播给公众，提升公众健康素养，帮助公众学会自我健康管理，对于"健康中国"的建设和实现人民对美好生活的向往都有着重要的意义。

  由贵州省疾病预防控制中心领衔，国内多位专家参与编纂的"健康贵州"丛书即将出版第四辑。本丛书以问答形式，图文并茂地对大众关心的健康问题进行了深入浅出的解答。本丛书编委会的各位专家秉着集腋成裘、聚沙成塔的精神，致力于做科学、权威、实用、通俗易懂的科普，为全民健康事业做出了积极的贡献。

衷心希望广大读者通过阅读本丛书获得科学的健康知识,并将获得的健康知识融入日常生活中。愿每个人更健康,每个家庭更幸福!

中国健康管理协会副会长

第一部分 基础知识篇 …………………………………… 1

    1. 什么是食品？………………………………………… 3

    2. 什么是食品安全？…………………………………… 3

    3. 什么是食源性疾病？主要分为哪些类型？………… 4

    4. 什么是预包装食品？………………………………… 4

    5. 什么是食品标签？…………………………………… 4

    6. 什么是食品添加剂？涵盖哪些类别？……………… 5

    7. 什么是食品接触材料及制品？……………………… 6

    8. 什么是食品安全五要点？…………………………… 6

第二部分 误食导致食品安全问题篇 ……………… 9

一、马桑果 ……………………………………………… 11

    1. 什么是马桑果？……………………………………… 11

    2. 如何辨识马桑果和桑葚？…………………………… 12

3. 误食马桑果有哪些临床表现？ ················ 13
4. 如何预防误食马桑果导致的食源性疾病？ ········ 14

二、乌头 ·· 16

1. 什么是乌头？ ·· 16
2. 乌头中毒后有哪些临床表现？ ···················· 17
3. 如何预防误食乌头导致的食源性疾病？ ·········· 18

三、菊三七 ·· 19

1. 什么是菊三七？ ···································· 19
2. 误食菊三七中毒有哪些临床表现？ ·············· 20
3. 如何预防误食菊三七导致的食源性疾病？ ········ 20

四、钩吻 ·· 22

1. 什么是钩吻？ ·· 22
2. 误食钩吻会出现哪些临床表现？ ·················· 23
3. 如何预防误食钩吻导致的食源性疾病？ ·········· 23

五、未煮熟菜豆 ·· 25

1. 食用菜豆为什么会中毒？中毒后会出现哪些临床症状？ ·· 25
2. 如何预防菜豆中毒？ ································ 25

六、桐油果 ·· 27

1. 桐油果能吃吗？为什么会引起中毒？误食后会出现

哪些临床症状？ ·········· 27
2. 如何预防桐油果中毒？ ·········· 28

七、发芽马铃薯 ·········· 29

八、野生毒芹 ·········· 30

九、毒蘑菇 ·········· 31
1. 什么是毒蘑菇？ ·········· 31
2. 误食毒蘑菇会出现哪些临床表现？ ·········· 33
3. 食用野生蘑菇的 3 个基本原则和 9 个注意事项 ·········· 37
4. 发生野生蘑菇中毒时可以采取哪些措施？ ·········· 39

十、亚硝酸盐 ·········· 41
1. 什么是亚硝酸盐？ ·········· 41
2. 亚硝酸盐中毒有哪些临床表现？ ·········· 42
3. 如何预防亚硝酸盐导致的食源性疾病？ ·········· 43

十一、甲醇 ·········· 44
1. 什么是甲醇？ ·········· 44
2. 甲醇中毒有哪些临床表现？ ·········· 45
3. 预防甲醇中毒应该注意哪些方面？ ·········· 46

十二、灭鼠药/杀鼠剂 ·········· 47
1. 什么是灭鼠药/杀鼠剂？ ·········· 47
2. 误食灭鼠药/杀鼠剂中毒有哪些临床表现？ ·········· 48

3. 预防灭鼠药/杀鼠剂中毒应该注意哪些方面？ …… 49

第三部分　重点场所防控篇 …… 51

一、学校 …… 53

1. 学校的食品安全有哪些要求？ …… 53
2. 学校该如何强化食品安全管理制度？ …… 53
3. 学校生产加工储存食物的场所有哪些要求？ …… 54
4. 学校食堂从业人员如何管理？ …… 54
5. 学校制备食品时需要注意什么？ …… 55

二、集体食堂 …… 56

1. 集体食堂的定义及特点是什么？ …… 56
2. 集体食堂食品安全有哪些要求？ …… 57
3. 集体食堂如何防止生熟食物交叉污染？ …… 57

三、街头摊点 …… 58

1. 街头食品存在哪些食品安全隐患？ …… 58
2. 街头食品安全有哪些要求？ …… 59
3. 街头摊点该如何强化食品安全管理？ …… 60

四、农村宴席 …… 62

1. 预防农村宴席引起的食品安全问题有哪些注意事项？
   …… 63

    2. "红""白"喜事申报需要备案哪些内容？ ……… 63
    3. 农村宴席的食品加工场所应该如何选择？ ……… 64
    4. 对农村宴席的厨师、食品加工人员和帮厨有哪些
       要求？ …………………………………………… 64
    5. 农村宴席在采购食品时需要注意什么？ ……… 65
    6. 农村宴席中准备的食材在存放和加工处理时需要注
       意什么？ ………………………………………… 65
    7. 做好食品安全五要点需要注意哪几方面？ …… 66
    8. 出现聚集性食源性疾病病例时应该怎么办？ … 67

第四部分　常见食品安全相关知识篇 ……… 69

一、乳及乳制品 ………………………………… 71

    1. 怎么辨别酸奶与乳酸饮料？ …………………… 71
    2. 为什么有的人喝牛奶后会腹泻？ ……………… 72
    3. 牛奶过敏的婴幼儿怎么办？ …………………… 72
    4. 复原乳的营养价值很低吗？ …………………… 73
    5. 乳及乳制品常见的食品安全问题主要有哪些？应该
       如何预防？ ……………………………………… 74

二、粮食及其制品 ……………………………… 75

    1. 粮谷类食物有什么营养？ ……………………… 75
    2. 如何食用杂粮更营养？ ………………………… 76
    3. 吃方便面有营养吗？ …………………………… 76

4. 方便面饼生产中会添加防腐剂吗? ……………………… 77
5. 家庭应怎样保存大米? …………………………………… 78
6. 小麦粉越白越好吗? ……………………………………… 78
7. 如何选购与保存小麦粉? ………………………………… 79
8. 为什么食用吊浆粑会引起中毒? ………………………… 80
9. 易引起米酵菌酸中毒的食品主要有哪些?应该如何预防? ……………………………………………………… 81
10. 如何预防米酵菌酸中毒? ……………………………… 82

三、油脂及其制品 …………………………………………… 83

1. 如何选择食用油? ………………………………………… 83
2. 农家自榨油真的比市售的食用油更安全、更有营养吗? ……………………………………………………… 85
3. 购买和存放食用油时应该注意哪些问题? ……………… 85
4. 动物油到底能不能吃?应该怎么吃? …………………… 86

四、肉及肉制品 ……………………………………………… 87

1. 生熟肉为什么要分开加工? ……………………………… 87
2. 熟肉制品可能存在哪些食品安全问题?应该如何预防? ……………………………………………………… 88
3. 熟肉制品应该如何正确加工、安全储存? ……………… 89

五、水果蔬菜类 ……………………………………………… 90

1. 表面有一层"蜡"的水果能吃吗? ……………………… 90
2. 为什么胡萝卜要炒着吃? ………………………………… 91

3. 腌制蔬菜能吃吗？ ………………………………… 91
4. 为什么新鲜黄花菜不能吃？ …………………………… 92
5. 隔夜蔬菜能吃吗？ ……………………………………… 92
6. 蔬菜水果类食品中常见的食品安全隐患有哪些？如何能有效去除蔬菜水果的农药残留？ …………………… 93
7. 吃水果应该削皮吗？ …………………………………… 94
8. 霉变的水果还能吃吗？ ………………………………… 95
9. 霉变甘蔗能吃吗？如何辨识霉变甘蔗？应该如何预防霉变甘蔗中毒？ …………………………………… 96

六、蛋及蛋制品 …………………………………… 97

1. 怎样判断鸡蛋是否新鲜？ ……………………………… 97
2. 蛋及蛋制品可能存在哪些食品安全问题？怎样预防？
   ……………………………………………………… 98

七、水产品 …………………………………………… 99

1. 为什么食用鱼籽会中毒？ ……………………………… 99
2. 听说紫菜含"砒霜"，吃紫菜安全吗？ ……………… 100
3. 如何避免吃小龙虾引起的食品安全风险？ ………… 101
4. 生吃牡蛎安全吗？ …………………………………… 102

八、饮料类 …………………………………………… 103

1. 长期饮用咖啡会危害健康吗？ ……………………… 103
2. 奶茶中的植脂末会危害人体健康吗？ ……………… 105
3. 喝弱碱性的水更健康吗？ …………………………… 105

4. 反复烧开的水会有害人体健康吗? ·········· 106

九、调味品 ·· 107

1. 糖精加到食品中安全吗? ······················· 107
2. 食醋可以用金属和塑料容器存放吗? ············ 108
3. 可以经常吃低钠盐吗? ························· 108

十、糖及蜂产品 ··· 109

1. 哪些人群不适合食用蜂蜜? ····················· 109
2. 婴儿可以食用蜂蜜吗? ························· 110
3. 清晨空腹第一杯水就饮用蜂蜜水有利于健康吗?
   ·· 111
4. 如何鉴别真假蜂蜜? ····························· 112

十一、婴幼儿特殊膳食 ······································· 113

1. 能用婴儿配方奶粉取代母乳喂养吗? ············ 113
2. 国外代购的婴幼儿配方奶粉比国产奶粉好吗? ··· 115
3. 婴幼儿配方奶粉中可能存在哪些主要的食品安全问题? 应该如何预防? ····························· 116

十二、食品添加剂 ·· 118

1. 什么是食品添加剂? 目前主要包括多少种类? ··· 118
2. 为什么食品中要加入食品添加剂呢? ············ 119
3. 食品中使用添加剂, 会不会不安全? ············ 121
4. "不含防腐剂""零添加"的食品更安全吗? ······ 122

十三、食品接触材料 **123**

  1. 什么是食品接触材料及制品？ 123

  2. 食品接触材料及制品主要存在哪些食品安全问题？
    124

  3. 怎样正确选购食品接触材料及制品？ 125

  4. 如何选购和使用一次性发泡餐具？ 126

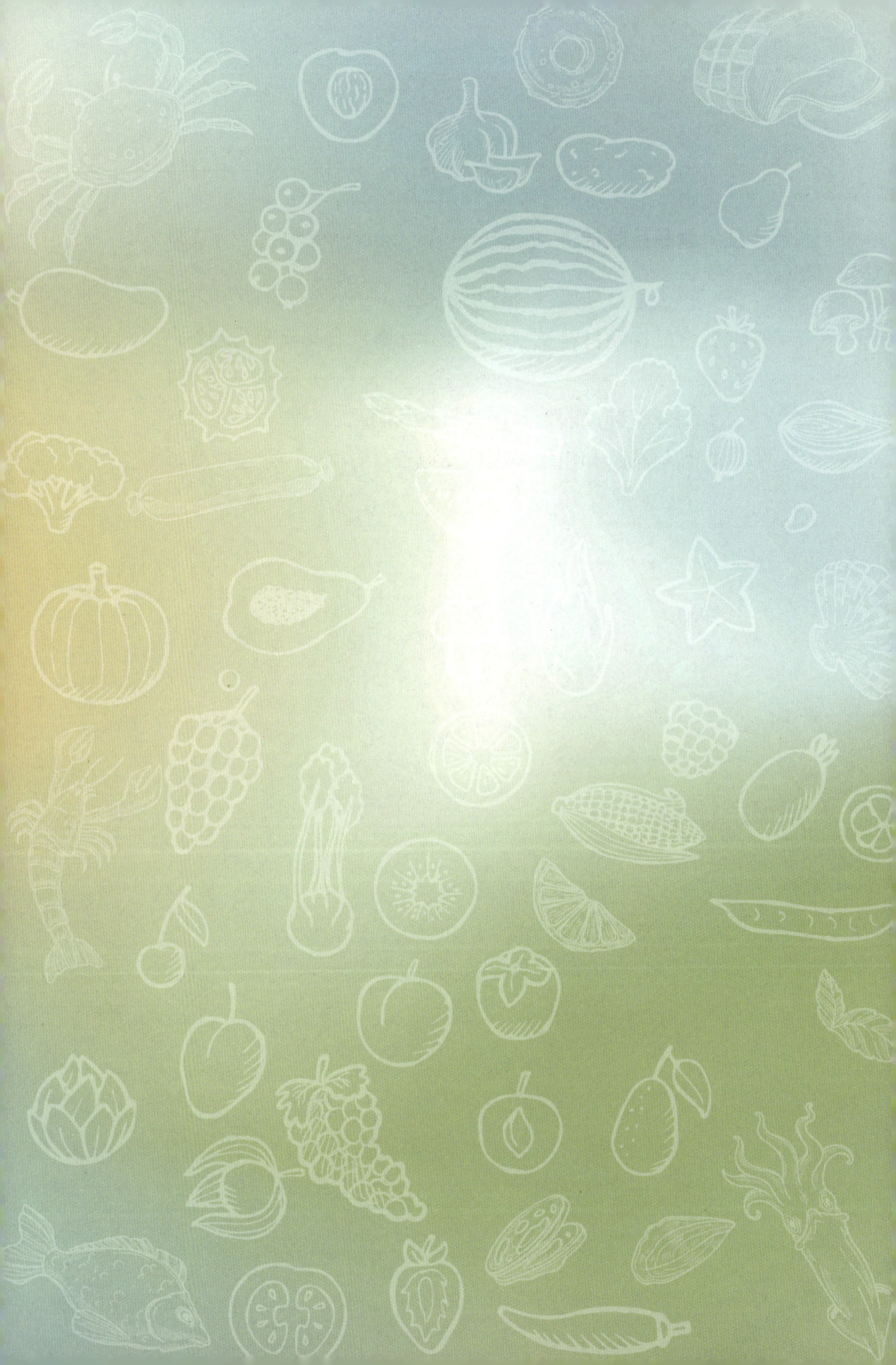

第一部分
基础知识篇

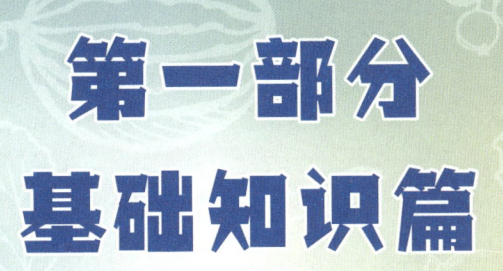

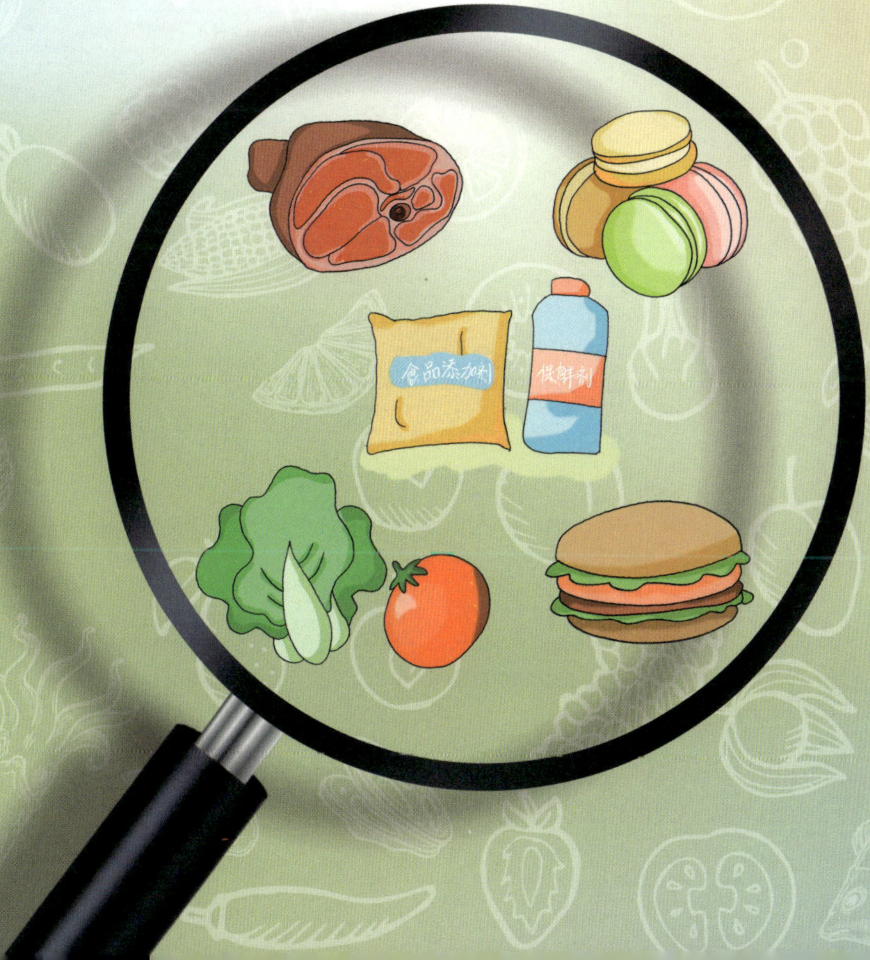

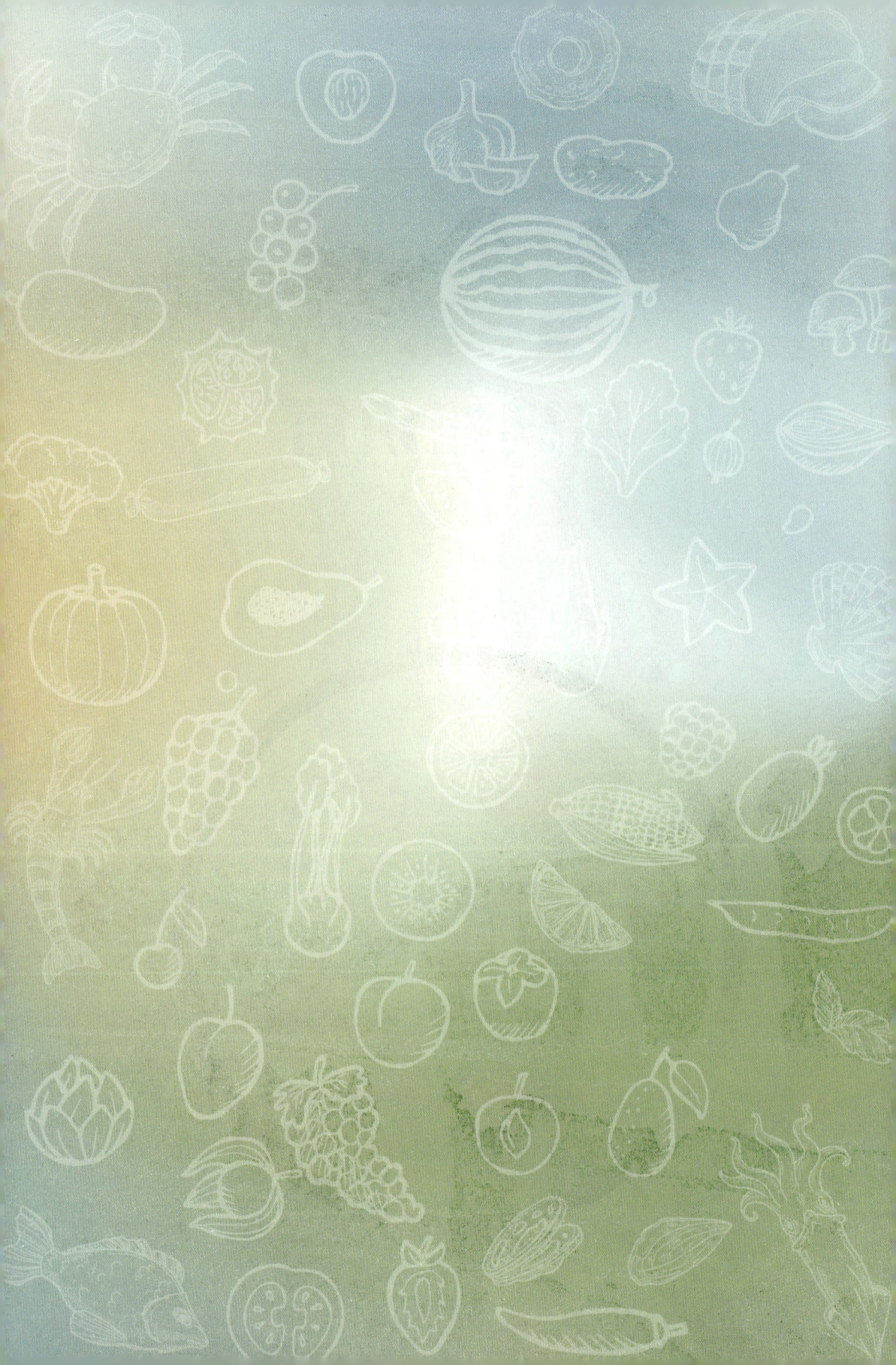

第一部分　基础知识篇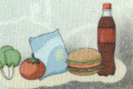

1. 什么是食品？

食品指供人食用或者饮用的各种成品和原料以及按照传统既是食品又是中药材的物品，但是不包括以治疗为目的的物品。

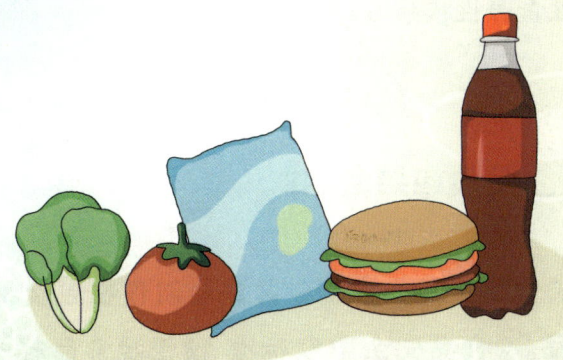

2. 什么是食品安全？

食品安全指食品无毒、无害，符合应当有的营养要求，对人体健康不造成任何急性、亚急性或者慢性危害。

3. 什么是食源性疾病？主要分为哪些类型？

食源性疾病指食品中致病因素进入人体引起的感染性、中毒性等疾病，包括食物中毒。

食源性疾病主要分为微生物性食源性疾病、化学性食源性疾病、真菌性食源性疾病、有毒动植物性食源性疾病和寄生虫性食源性疾病 5 种。

4. 什么是预包装食品？

预包装食品指预先定量包装或者制作在包装材料、容器中的食品。《食品安全国家标准 预包装食品标签通则》（GB 7718—2011）明确，预包装食品"包括预先定量包装以及预先定量制作在包装材料和容器中并且在一定量限范围内具有统一的质量或体积标识的食品"。

5. 什么是食品标签？

《食品安全国家标准 预包装食品标签通则》（GB 7718—2011）规定"食品标签"指"食品包装上的文字、图形、符号及一切说明物"。

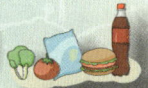

6. 什么是食品添加剂？涵盖哪些类别？

食品添加剂指为改善食品品质和色、香、味以及为防腐、保鲜和加工工艺的需要而加入食品中的人工合成或者天然物质，包括营养强化剂。

它具有以下 3 个特征：①该食品中非天然存在，而是有意添加；②能够改善食品品质或在食品生产过程中满足其他工艺目的需要；③有化学合成的，也有天然存在的。

我国目前批准使用的食品添加剂有酸度调节剂、抗结剂、着色剂、防腐剂、抗氧化剂等 23 类。

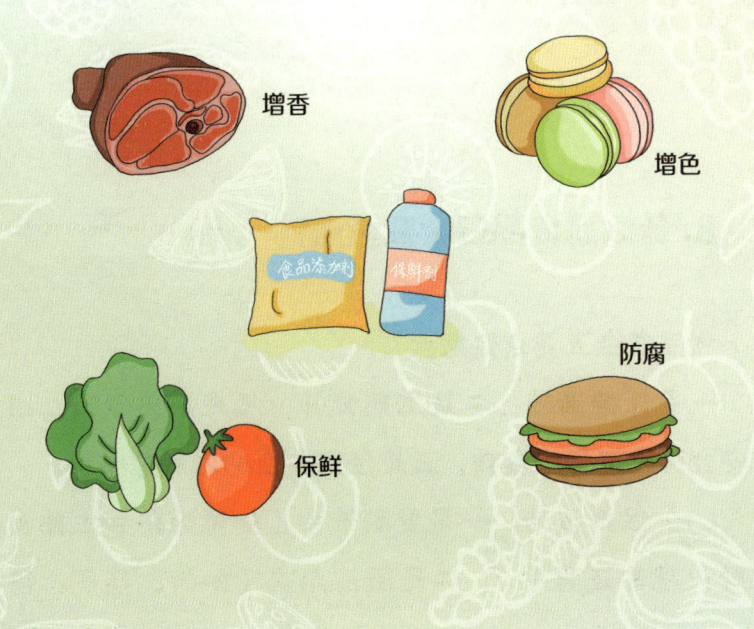

食物中毒与食品安全的那些事

7. 什么是食品接触材料及制品？

《食品安全国家标准 食品接触材料及制品通用安全要求》（GB 4806.1—2016）规定食品接触材料及制品是：在正常使用条件下，各种已经或预期可能与食品或食品添加剂（以下简称食品）接触、或其成分可能转移到食品中的材料和制品，包括食品生产、加工、包装、运输、贮存、销售和使用过程中用于食品的包装材料、容器、工具和设备，及可能直接或间接接触食品的油墨、黏合剂、润滑油等；不包括洗涤剂、消毒剂和公共输水设施。

食品接触材料及制品按照材质分类主要包括塑料、橡胶、涂料、黏合剂、油墨、金属、纸、搪瓷、陶瓷、玻璃等产品。

8. 什么是食品安全五要点？

食品安全五要点包括：

一是保持清洁，二是生熟分开，三是烧熟煮透，四是在安全温度下保存食物，五是使用安全的水和原材料。

（1）保持清洁。一是要勤洗手（如做饭前和生熟食品交替处理的过程中）；二是厨房用具（如碗、筷子、筷子

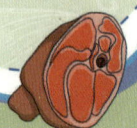

第一部分 基础知识篇

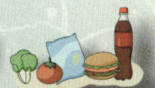

盒、刀、案板、抹布等）要保持清洁；三是厨房和储存食物的地方要注意防虫、防鼠。

（2）生熟分开。这里的"熟"指的是切完后可以直接吃的食品，比如拌黄瓜、酱牛肉；"生"是指切完后还要经过加工处理的东西。生熟分开就是避免"生"食上可能携带的细菌污染到"熟"食上，引发食源性疾病。这里的"分开"不仅仅是指它们不要接触，而且加工它们所用的案板、刀具、器皿也应当分开。

（3）烧熟煮透。生食要彻底做熟，特别是肉、禽、蛋和海产品。一般原则是大火煮开 10~15 min，如果是大块肉，时间还需要更长一些。制备汤或炖菜等要煮沸，确保温度达到 70 ℃。熟食二次加热时一定要彻底热透。

（4）在安全温度下保存食物。熟食在室温下不得存放 2 h 以上。食用前应保持食物达到足够的温度（超过 60 ℃）。食物应尽快冷却并放冰箱冷藏（5 ℃以下）。贮存在冰箱里的食物不宜过久，从冰箱取出的食物要彻底加热或清洗干净后再食用。

（5）使用安全的水和原材料。使用符合安全标准的水，挑选购买新鲜和卫生的食品，不要吃超过保质期的食物。水果和蔬菜要清洗干净，尤其在生吃前。

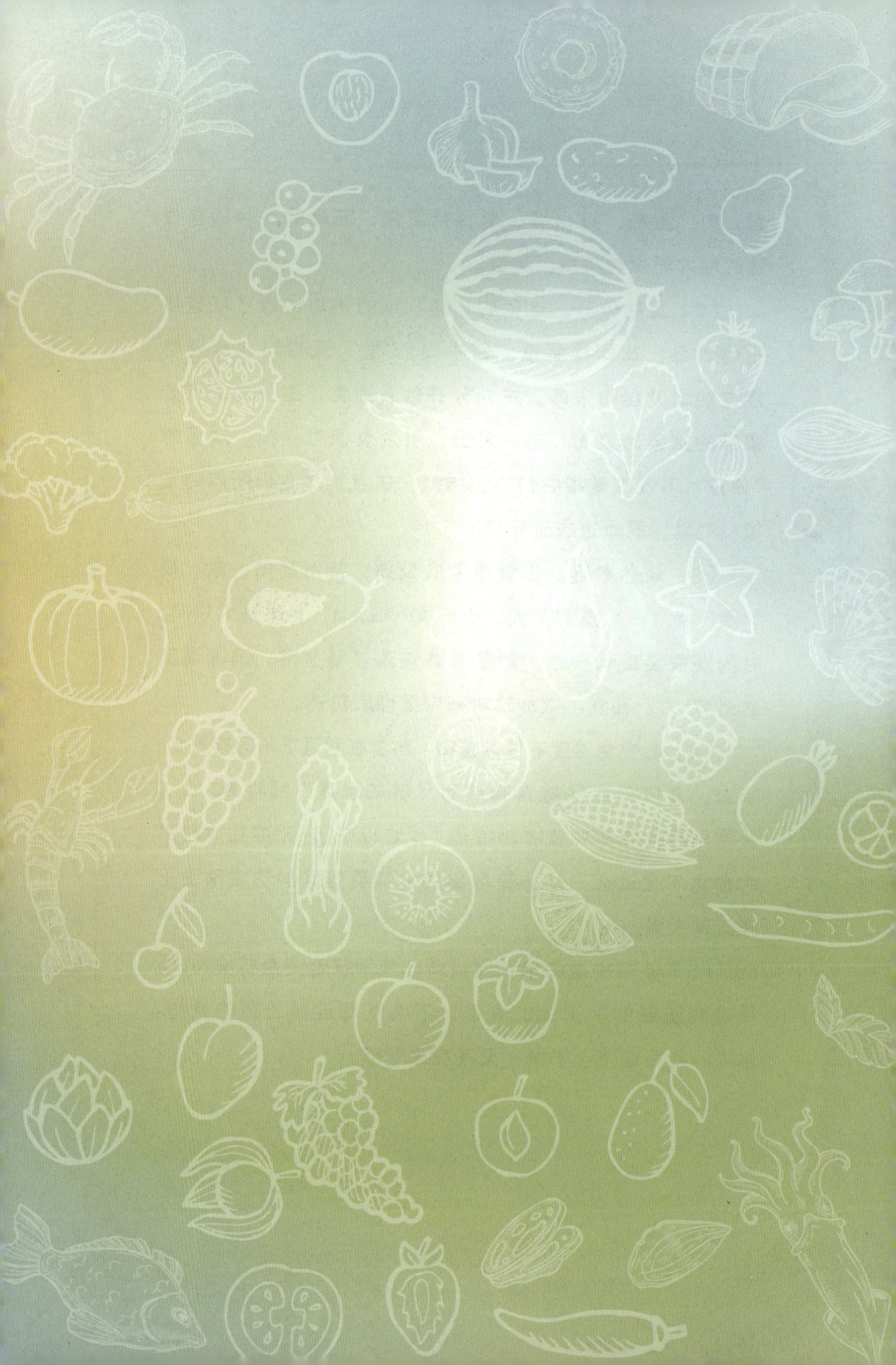

第二部分
误食导致食品安全问题篇

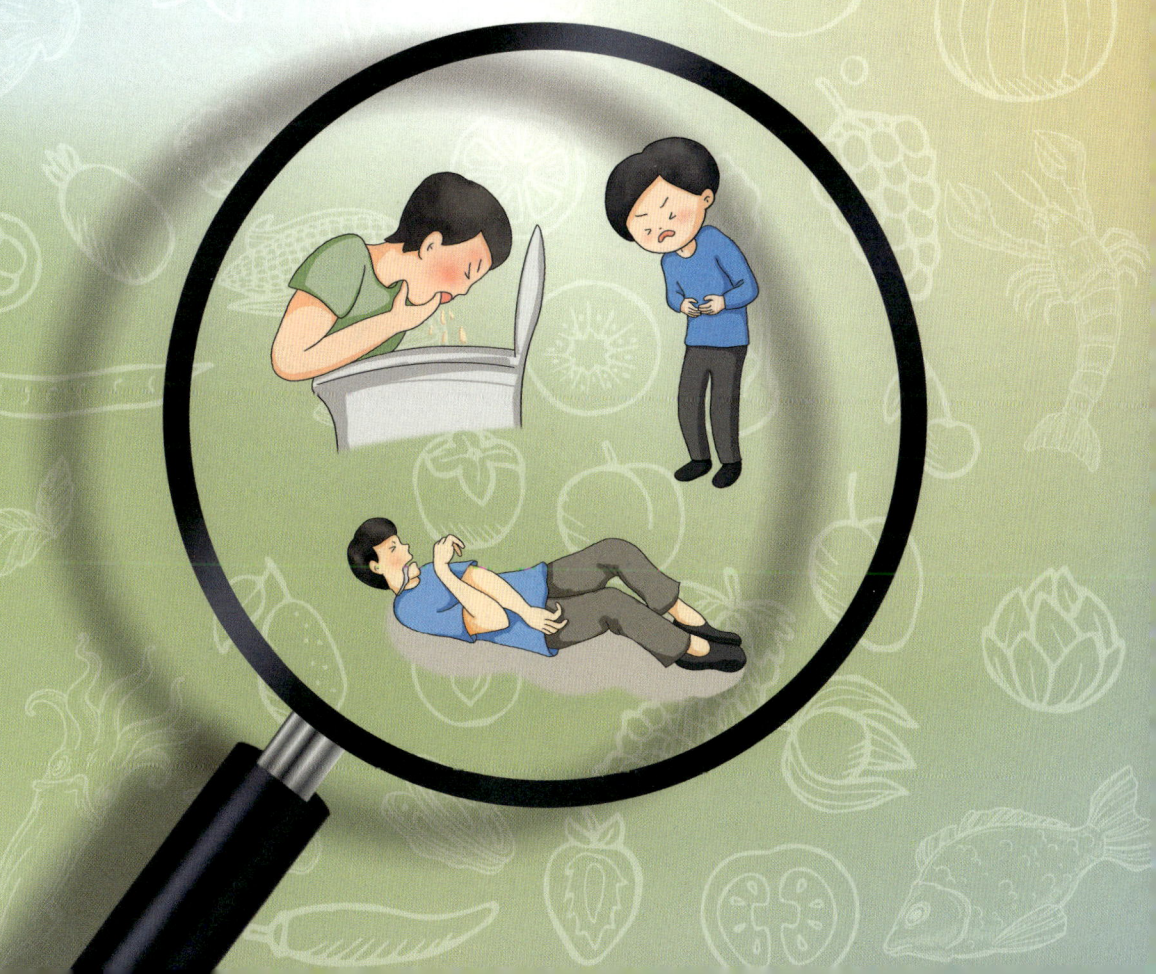

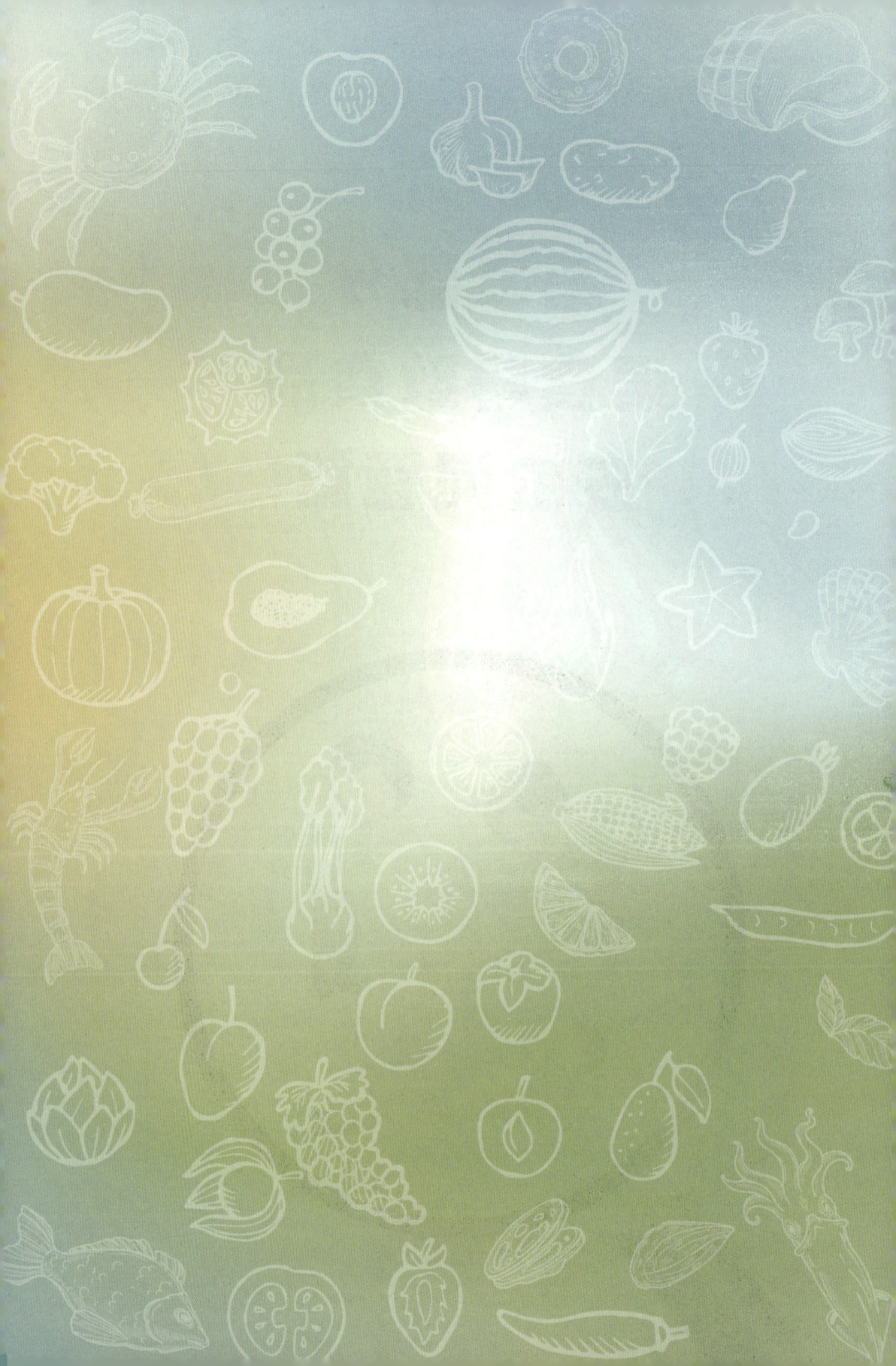

第二部分　误食导致食品安全问题篇

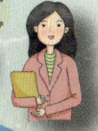

一、马桑果

1. 什么是马桑果?

马桑果又名马桑柴、毒空木、水马桑、鸭食木、鸡瘟柴、马鞍子等,为马桑科马桑属植物马桑的果实。如豌豆大小,呈球形,未成熟时呈绿色,每年5—6月份成熟,成熟后呈红色或紫黑色,味甜略涩。马桑果主要毒性成分为马桑内酯、吐丁内酯和羟基马桑毒素等。马桑全株有毒,以嫩叶及未成熟的果实毒性较大。果实中含有毒成分,不可食用,一旦误食会发生中毒,严重时可能导致死亡。

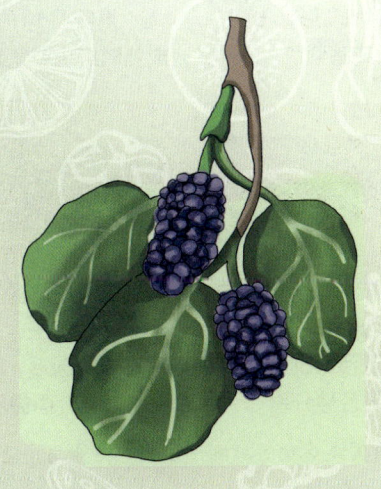

2. 如何辨识马桑果和桑葚？

每年的5—6月是贵州省马桑果中毒的高发期，中毒人群多为农村儿童青少年。由于儿童青少年辨识能力弱，极易把马桑果与可食用果实（如桑葚）混淆，故常常会因误采误食而引起中毒。

在贵州，马桑果每年5—6月成熟，桑葚的果期为5—7月。两者主要从果形和叶形来区分：马桑果呈球形，叶对生，叶片椭圆形或阔椭圆形；桑葚为聚花果，叶互生，叶片卵形或宽卵形。

桑葚（可食）

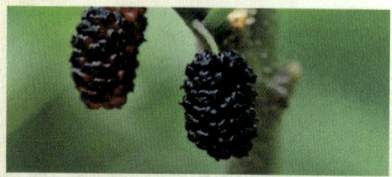

聚花果，卵状椭圆形，长1~2.5 cm，成熟时红色或暗紫色。

马桑果（有毒）

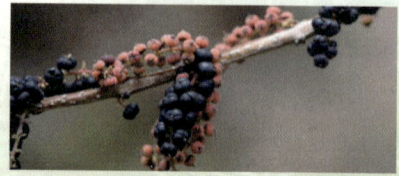

果实呈球形，种子卵状长圆形，成熟时红色或紫黑色。

桑葚叶片

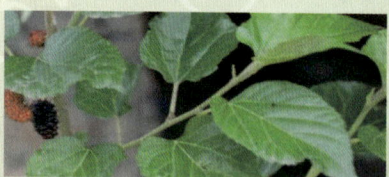

叶片卵形或广卵形，先端急尖、渐尖或圆钝，基部圆形至浅心形，边缘锯齿粗钝，有时叶为各种分裂。

马桑叶片

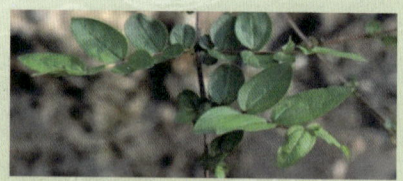

叶片对生，纸质至薄革质，椭圆形或阔椭圆形，基出3脉，弧形伸至顶端，在叶面微凹，叶背凸起。

（图片和信息来源：中国疾病预防控制中心职业卫生与中毒控制所）

第二部分　误食导致食品安全问题篇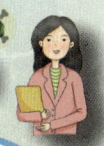

3. 误食马桑果有哪些临床表现？

误食马桑果青果 15~60 g 即可导致中毒，成熟的马桑果果实的毒性虽降低，但食用量大或咬碎果核食用同样可致中毒。马桑果中毒发病较快，且目前尚无特效解毒方法。一般在误食后 30 min 至 3 h 发病，初期表现为头晕、头痛、恶心、呕吐、流涎、胸闷、乏力、腹部不适、腹痛等，偶有腹泻，少数患者出现全身瘙痒，严重时可出现频繁抽搐、癫痫持续状态、高热、昏迷、脑水肿、呼吸困难等症状，还可出现肝、肾功能损害，多因呼吸衰竭、心跳骤停死亡。

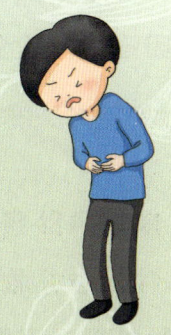 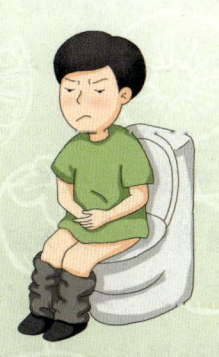 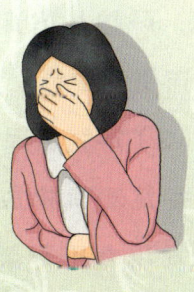

食物中毒与食品安全的那些事

4. 如何预防误食马桑果导致的食源性疾病？

预防误食马桑果导致的食源性疾病有以下几种方法：

（1）预警与科普宣教同加强。

在马桑果分布较多的地区，各地监管部门和有关单位要通过各种方式进行警示，并有针对性地开展全方位、多形式的科普知识宣传教育，提高广大老百姓尤其是儿童青少年，对马桑果中毒危害的认识，使其自觉做到不随意采摘和食用不认识的野果。此外，建议老百姓选择正规超市或市场购买水果，不要采食不认识的野果，避免误食有毒果实而中毒。

（2）进一步落实监管和监护责任。

落实好部门（村居）监管、家长监护等责任，尤其在马桑果成熟季节，应加强对农村地区儿童青少年的看管和监护，严防儿童青少年上山或在外玩耍时因误采、误食马桑果而引起中毒。

（3）加强食源性疾病监测与处置。

各监测机构应加强食源性疾病监测，做好风险预警。一旦发现食用野果中毒，监测医院必须及时报告并救治；疾控机构应按要求及时开展流行病学调查和处置。医院和家属应协助调查，如：收集患者呕吐物、保留进食剩余的野果样本等，交予流行病学调查人员，以便明确诊断。

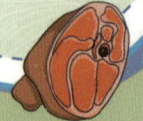

第二部分　误食导致食品安全问题篇

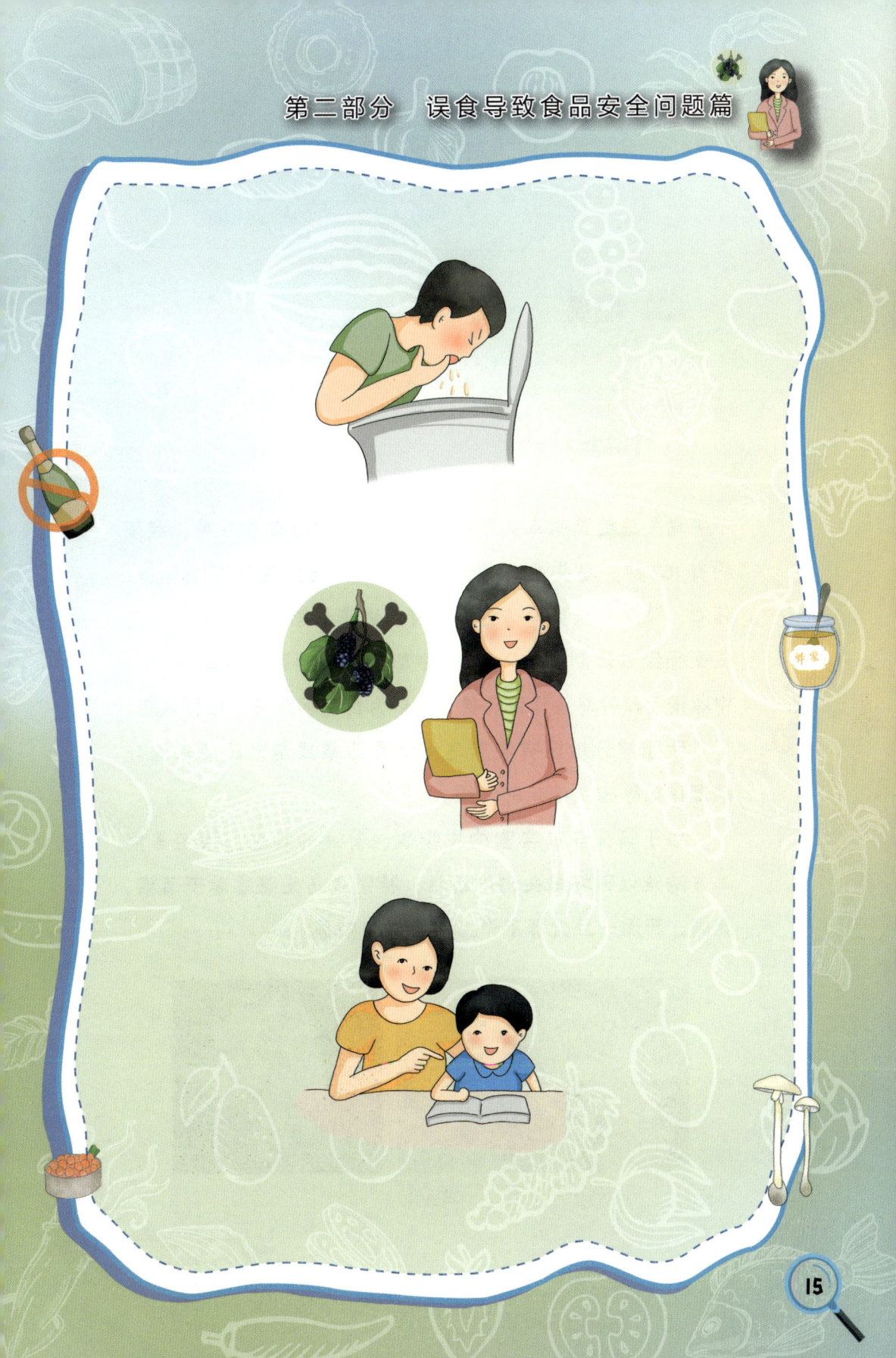

二、乌头

1. 什么是乌头？

乌头是毛茛科乌头属草本植物，全球约有 350 种，我国约有 167 种。乌头是一种传统中药材，被广泛用于抗风湿、强心、镇痛、抗炎等的临床治疗。由于含剧毒的乌头碱，乌头必须经过炮制才能入药。《中华人民共和国药典》(一部)中收录了两种乌头作为药材，分别为川乌和草乌，以根入药。

我国部分地区有使用乌头制备药膳或泡制药酒来治疗风湿疼痛等相关疾病的传统。

由于乌头含有丰富的生物碱，普通的炖煮、浸泡等加工方法难以破坏乌头碱的毒性，特别是乌头碱易溶于酒精，药膳、药酒一旦处理不当，极易导致中毒。

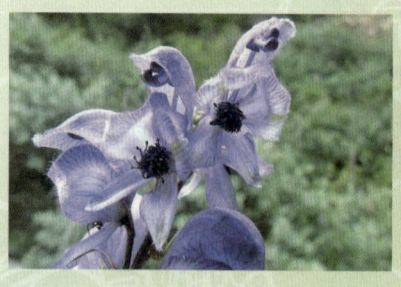
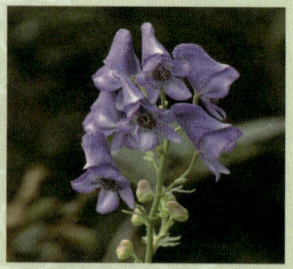

乌头花

第二部分 误食导致食品安全问题篇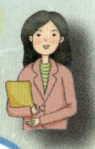

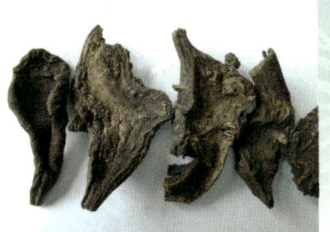
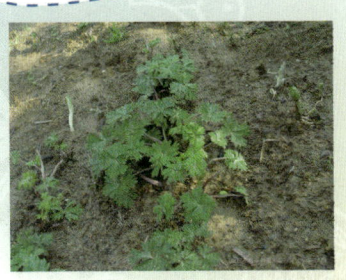

乌头根　　　　　　　乌头叶

（图片和信息来源：中国科学院植物研究所植物科学数据中心）

2. 乌头中毒后有哪些临床表现？

乌头含剧毒的乌头碱，乌头碱主要作用于神经系统，对中枢及周围神经有先兴奋而后抑制甚至麻痹作用。

摄入乌头中毒时首先表现口、唇、舌发麻，口腔及咽喉部黏膜刺痛及烧灼感，语言笨拙，毒性物质被吸收后 15~30 min 各种症状陆续出现，包括恶心、呕吐、流涎、腹痛、腹泻、四肢麻木、刺痛及蚁行感，逐渐出现瘫痪、面部及四肢痉挛、言语困难、视力和听力下降、呼吸困难、昏迷等，严重者可因心律失常和呼吸抑制而死亡。

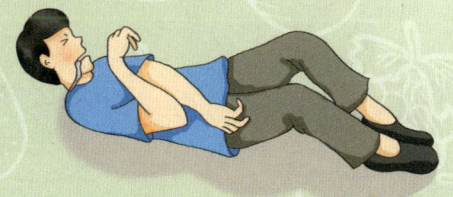

食物中毒与食品安全的那些事

3. 如何预防误食乌头导致的食源性疾病？

预防误食乌头导致的食源性疾病有以下几种方法：

（1）做好健康教育宣传工作，禁止单位和个人制售以乌头、附子等毒性中药材为原料的食品和药酒。

（2）加强宣传教育，提高广大人民群众对乌头中毒危害的认识。不买不喝来路不明或乌头泡制的药酒。制备药膳一定要在中药师或营养师等专业人员的指导下进行。

（3）乌头急性中毒无特效解毒药，进食后一旦发现口、唇、舌发麻，脸部及其他部位皮肤发痒或者有蚁行感、恶心、发慌等中毒症状，应立即多喝水催吐、利尿以稀释毒素，并迅速送往医院，同时带上剩余进食物，以便查明原因。确诊后应早期、足量、反复使用阿托品，并采取综合治疗措施，对心律失常、肺水肿、脑水肿等并发症进行对症治疗。

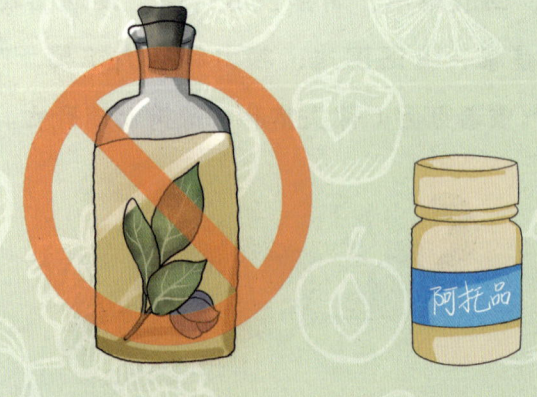

第二部分　误食导致食品安全问题篇

三、菊三七

1. 什么是菊三七？

菊三七又名见肿消、血三七，与血皮菜同属于菊科菊三七属。菊三七为多年生草本，高 60～150 cm，茎直立，基叶簇生，边缘有锯齿或羽状分裂，叶面深绿，叶背紫绿，叶面、叶背颜色与血皮菜极为相似，非专业研究人员往往难以准确辨别。民间将菊三七作为中药种植，其根或全草入药，功能为散瘀止血、解毒消肿，鲜品主要外敷使用。

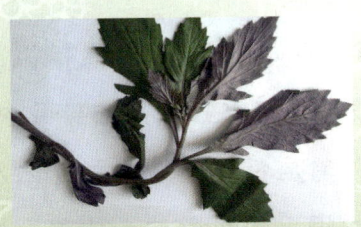
菊三七叶片

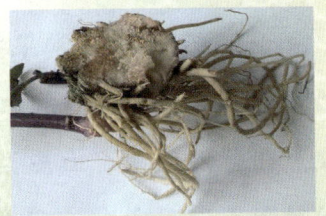
菊三七根

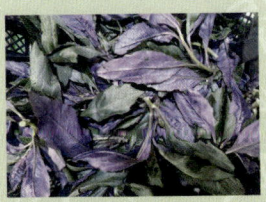
血皮菜叶片

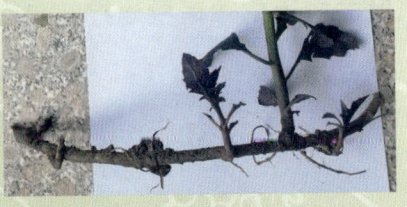
血皮菜根

（图片来源：中国疾病预防控制中心职业卫生与中毒控制所和贵州省疾病预防控制中心处置菊三七中毒事件时所摄。）

2. 误食菊三七中毒有哪些临床表现?

误食了菊三七茎叶,会出现恶心、呕吐、腹痛、腹泻等胃肠道症状,有的还会出现头晕等神经精神症状。研究发现,菊三七中含有的吡咯里西啶生物碱,可造成肝脏内的小血管的上皮细胞水肿、坏死、脱落,形成血栓,阻塞小血管,使血液不能进出肝脏,最后导致肝细胞损伤、肝功能衰竭。

3. 如何预防误食菊三七导致的食源性疾病?

由于外形和百姓常采摘食用的野菜血皮菜相似,菊三七常被误认为可食用的血皮菜,被采摘食用而导致中毒。因此,在野外采集"血皮菜"时应仔细辨认,如无法准确辨识时则不应采食;一旦发生误采误食菊三七中毒,应及时催吐并就近前往医院治疗。

第二部分 误食导致食品安全问题篇

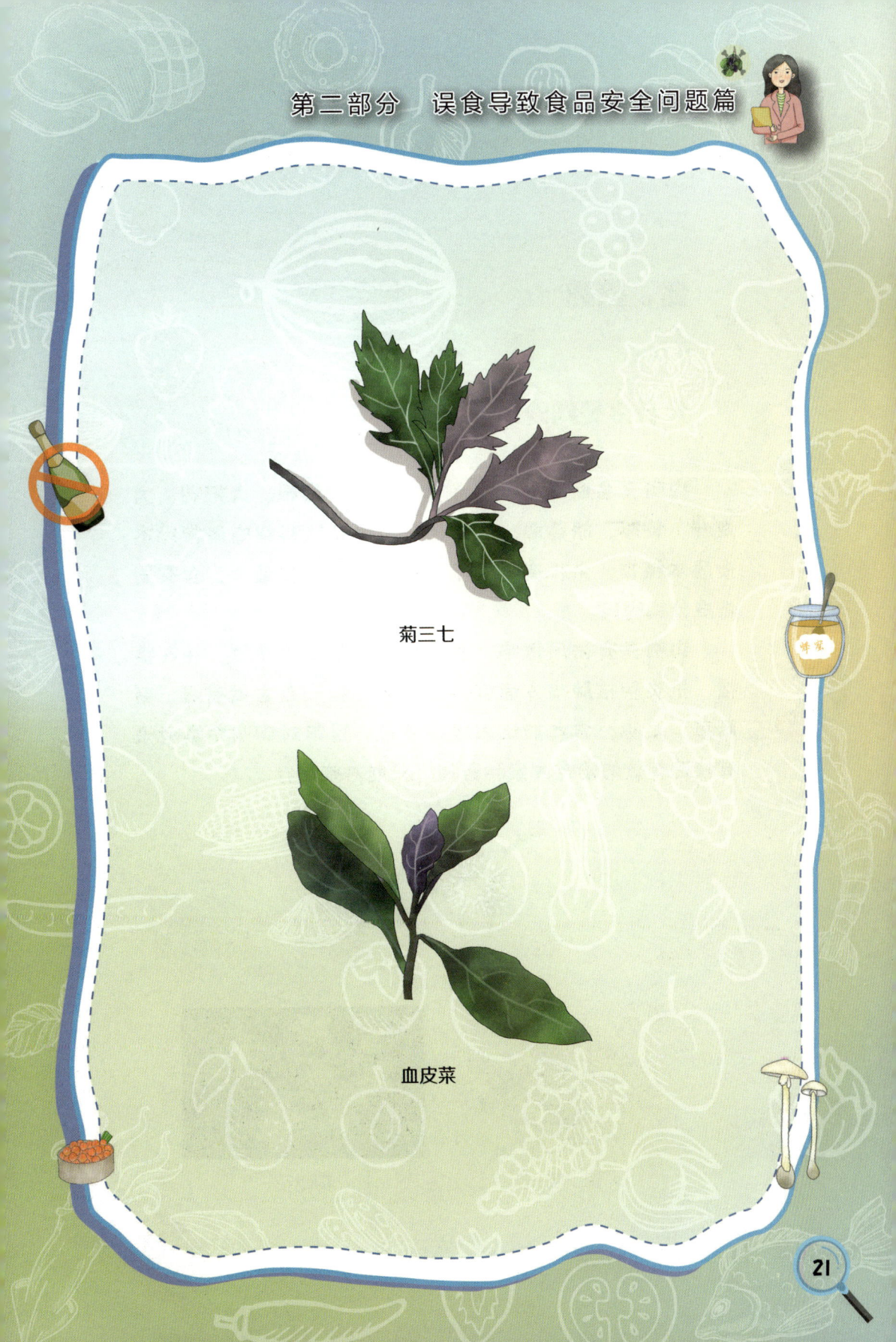

菊三七

血皮菜

四、钩吻

1. 什么是钩吻？

钩吻又名断肠草、水莽草、野葛、毒根、火把花、大炮叶、黄藤、胡蔓藤、大茶药等，属马钱科钩吻属常绿木质藤本植物，全株有毒，以根和嫩叶的毒性最大，含有剧毒成分钩吻碱。

钩吻具有祛风散瘀、消肿止痛、杀虫的功效，并在镇痛、抗炎和抗肿瘤方面有突出作用。钩吻自古就有着"断肠草"之称，食之能让人腹痛不已。目前对钩吻中毒者没有快速有效的治疗方案和药物，只能对症治疗。

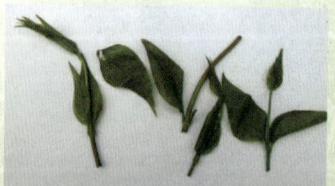

钩吻叶

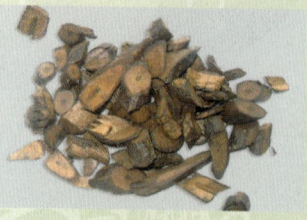

钩　吻

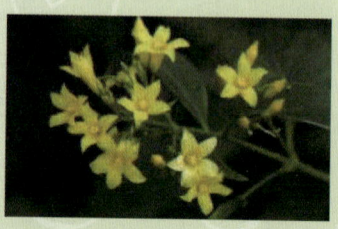

钩吻花

第二部分 误食导致食品安全问题篇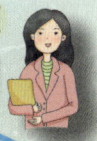

2. 误食钩吻会出现哪些临床表现？

钩吻中毒具有发病快且反应剧烈的特点，一般在误食钩吻的根或叶时，数分钟至 2 h 内即出现中毒症状。首先出现口腔及咽喉灼痛、恶心、呕吐、腹胀痛，继而出现眩晕、眼睑下垂、吞咽困难、四肢麻木、无力、肌震颤、言语不清、烦躁不安、昏迷、抽搐等，严重时可出现呼吸衰竭和呼吸肌麻痹而引起死亡。

3. 如何预防误食钩吻导致的食源性疾病？

钩吻花与金银花的叶形非常相似，均为黄色小花，花期相近，故有被误采误食的可能。钩吻常与大血藤、五指毛桃等中草药缠绕生长，也可造成误食中毒；另外，使用钩吻泡酒或民间偏方中过量使用等原因也时常引起中毒。

预防性措施是最有效的防范手段，应多形式开展科普宣传，教育老百姓认识到误食或过量使用钩吻所带来的危害，自觉做到不采摘、不买卖、不进食不认识的野菜。一旦发生误食钩吻引起的中毒，应及时催吐并就近到医院进行对症治疗。

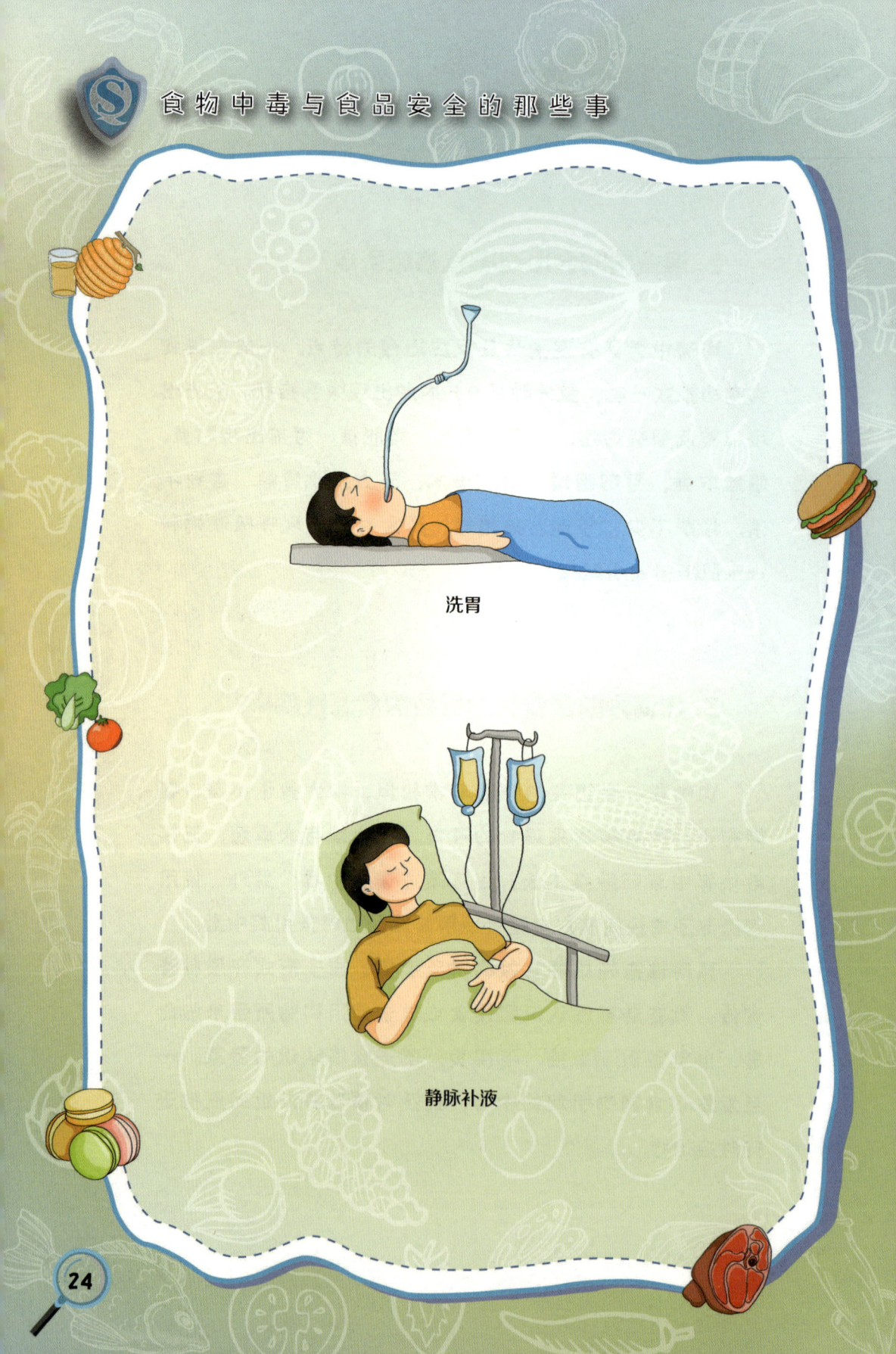

第二部分　误食导致食品安全问题篇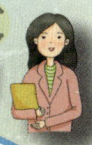

五、未煮熟菜豆

1. 食用菜豆为什么会中毒？中毒后会出现哪些临床症状？

菜豆（如四季豆、扁豆、刀豆等），含有皂苷和植物血球凝集素等天然毒素，若未充分烧熟煮透，毒素没有被完全破坏，食用后可导致中毒，一般在进食后 30 min 至 4 h 会出现恶心、呕吐、腹痛、腹泻等胃肠道症状，可伴有头晕、头痛、胸闷、心悸、乏力、四肢麻木，甚至电解质紊乱等。一般病程短，预后良好。但老年人、婴幼儿和自身有严重疾病者，可因此导致严重并发症，甚至危及生命。

2. 如何预防菜豆中毒？

预防菜豆中毒最有效的方法就是要"烧熟煮透"，使其失去原有的生绿色和豆腥味再食用。一旦食用菜豆后出现不适症状，要及时催吐并就近到医院进行对症治疗。

食物中毒与食品安全的那些事

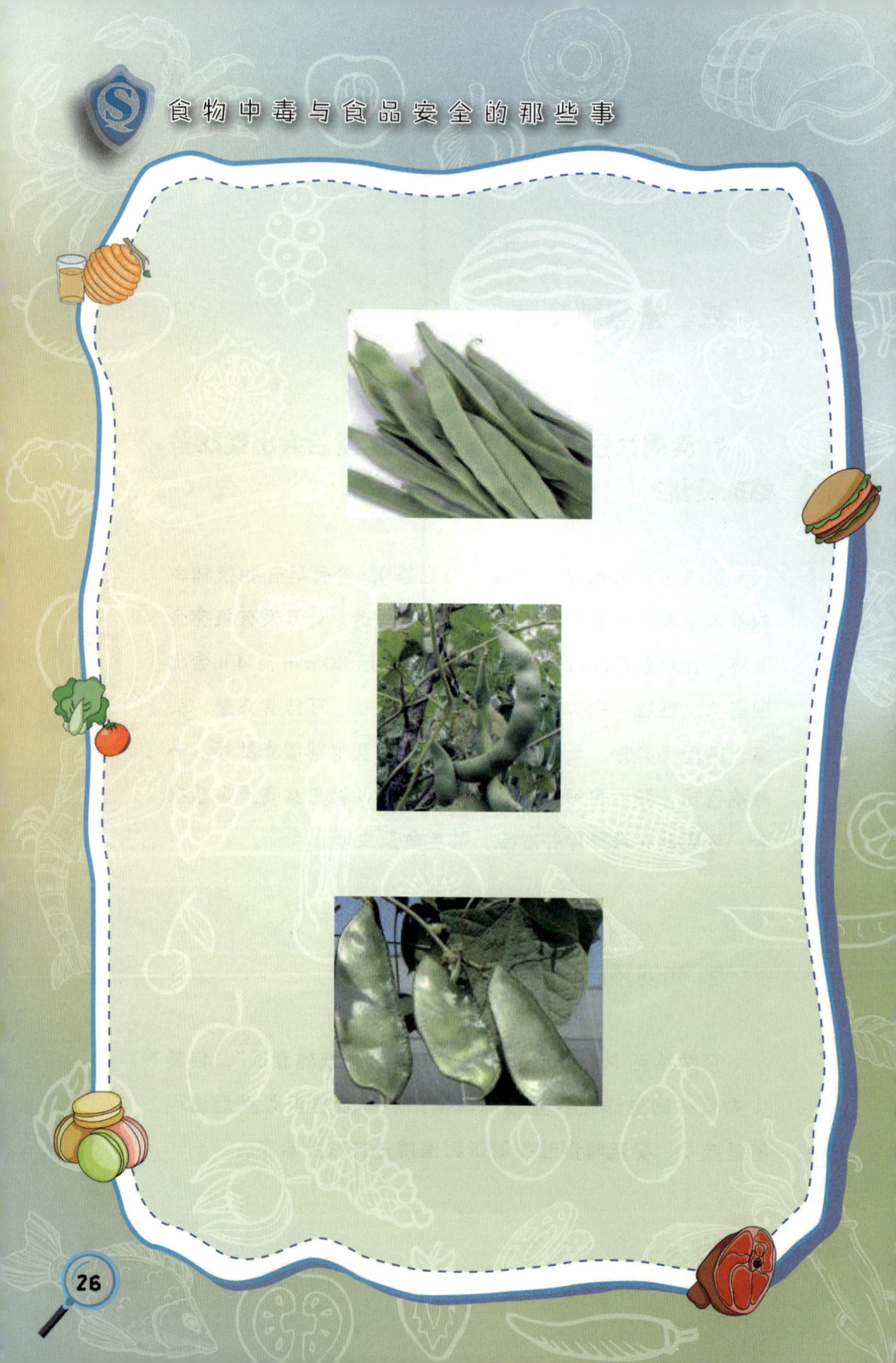

第二部分 误食导致食品安全问题篇

六、桐油果

1. 桐油果能吃吗？为什么会引起中毒？误食后会出现哪些临床症状？

桐油果是油桐树的果实。油桐，属落叶乔木，高可达 10 m，全株有毒，种子毒性较大，树皮及树叶次之，新鲜的毒性较大，主要有毒成分为桐油酸，对胃肠道有强烈刺激作用，并可损害肝肾功能。

油桐在贵州分布广泛，由于儿童青少年认知能力有限，好奇心强，常自行采食野果或种子，往往会将桐油果与板栗混淆，因而误食导致中毒。食用 5~6 粒油桐种子即可中毒，中毒后 0.5~4 h 会出现无力、厌食、恶心、呕吐、腹痛、腹泻、头晕、烦渴等症状，严重时可有便血、四肢麻木、呼吸困难及肝肾损害等。

2. 如何预防桐油果中毒？

预防桐油果中毒主要有以下几种方式：

一是加强健康宣传教育。尤其针对儿童青少年，需通过科普宣传教育，使其了解自行采摘野果或种子的危害，自觉提高食品安全意识，避免中毒事件的发生。

二是如果发现有人中毒，应立即采取催吐等自救互救措施，及时将中毒患者就近送至医院对症治疗。

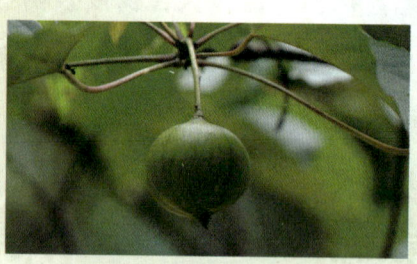

桐油果

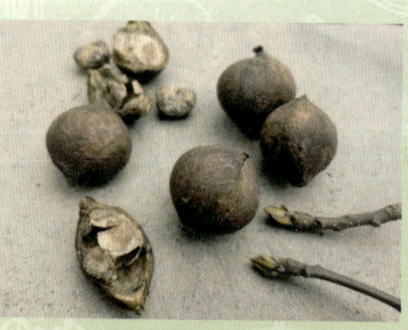

桐油果

（图片来源：中国疾病预防控制中心职业卫生与中毒控制所和贵州省疾病预防控制中心处置中毒事件时所摄。）

第二部分　误食导致食品安全问题篇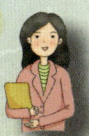

七、发芽马铃薯

马铃薯俗称土豆或洋山芋。发芽马铃薯中含有茄碱，若处理不当食用后可导致中毒。一般在食后数十分钟至数小时发病，先有咽喉及口内刺痒或灼热感，继有头晕、乏力、恶心、呕吐、腹痛、腹泻等症状，严重者有耳鸣、脱水、体温升高、烦躁不安、谵妄，会因剧烈呕吐而有失水及电解质紊乱，血压下降，甚至昏迷、脉搏细弱、瞳孔散大、抽搐，最后可因呼吸麻痹而导致死亡。

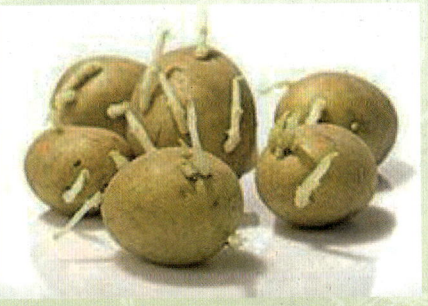

八、野生毒芹

毒芹全草有毒，以根茎毒性最大。毒芹在晚秋和早春时毒性更大。由于毒芹与可食用的水芹菜外观非常相似，极易被老百姓混淆而误食。儿童误服毒食10 g可致死。误食几分钟后即可出现中毒症状，主要表现为头晕、恶心、呕吐、血压上升、呼吸加快、强烈痉挛、阵发性抽搐，甚至昏迷，可伴有瞳孔扩大、流涎，严重者可因呼吸肌麻痹窒息而死。

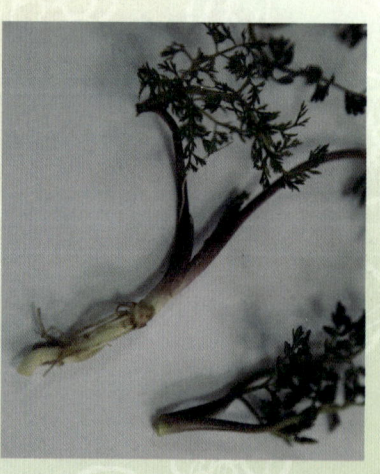
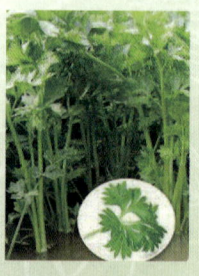
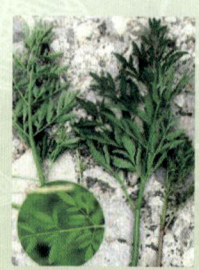

芹菜
芹菜叶片比较宽阔，揉搓后具有比较明显的清香味。

毒芹
毒芹的叶片相对来说比较细小、规则，边缘大部分有锯齿。

第二部分　误食导致食品安全问题篇

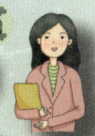

九、毒蘑菇

1. 什么是毒蘑菇?

毒蘑菇又称毒蕈或毒菌，是指人食用后出现中毒症状的大型真菌。目前，我国已报道的野生毒蘑菇已超过500种。由于毒蘑菇的形态多种多样，部分毒蘑菇与食用蘑菇极其相似，菌类专家都难以肉眼辨认，老百姓更是很难根据其形态来鉴别是否有毒，因此每年全国各地都有因误采误食毒蘑菇而中毒的事件发生。

贵州省发生的较严重的蘑菇中毒事件多为鹅膏属蘑菇引起。鹅膏属的一些种类是最常见的剧毒蘑菇，它们的鉴别特点——头上戴帽（有菌盖）、腰间系裙（有菌环）、脚上穿鞋（有菌托）。有毒鹅膏菌基本都具有菌环和菌托这两个特征结构。

但是有些食毒不明鹅膏菌也具有这两个特征，一些著名的味道鲜美的可食鹅膏菌（如隐花青鹅膏）同样既有菌环又有菌托，与剧毒鹅膏（如灰花纹鹅膏）外观长得非常相似，老百姓很难从外观上区分。

食物中毒与食品安全的那些事

除了上述长有"菌盖、菌环、菌托"的鹅膏类蘑菇可能有毒,无"菌盖、菌环、菌托"蘑菇也可能有毒。因此,不要随意采食野生蘑菇!绝对不要采食"头上戴帽、腰间系裙、脚上穿鞋"的野生蘑菇!

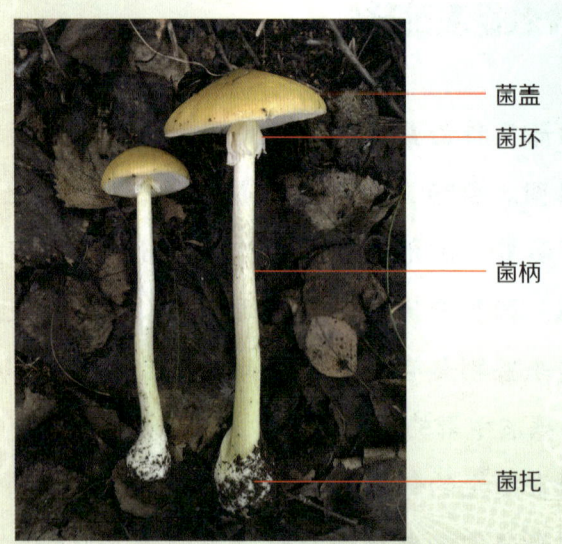

典型剧毒鹅膏示意图(黄盖鹅膏)

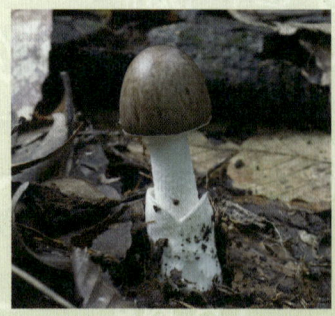

隐花青鹅膏(可食)

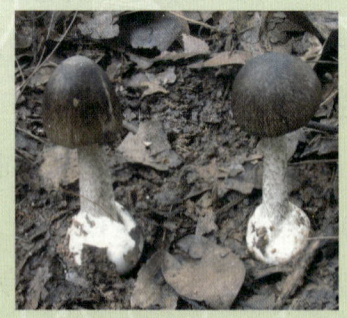

灰花纹鹅膏(剧毒)

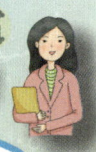

2. 误食毒蘑菇会出现哪些临床表现？

误食毒蘑菇中毒包括以下 7 种类型：急性肝损害型、急性肾损害型、横纹肌溶解型、溶血型、胃肠炎型、神经精神型、光敏性皮炎型。贵州省引起死亡的常见毒蘑菇中毒类型主要是急性肝损害型、急性肾衰竭型及横纹肌溶解型。

（1）急性肝损害型：一般进食后 6～30 h 发病。早期可出现腹痛、腹泻、恶心、呕吐等胃肠道症状，多数患者在胃肠道症状好转后有 1～2 d "假愈期"，随后病情进行性加重，出现明显肝功能损伤并有神经系统症状、凝血功能障碍等并发症。少数患者可伴有心脏和肾脏损害。病情严重者可因多脏器功能衰竭而死亡。常见引起急性肝损害型中毒的蘑菇有淡红鹅膏、假淡红鹅膏、灰花纹鹅膏、条盖盔孢伞等。

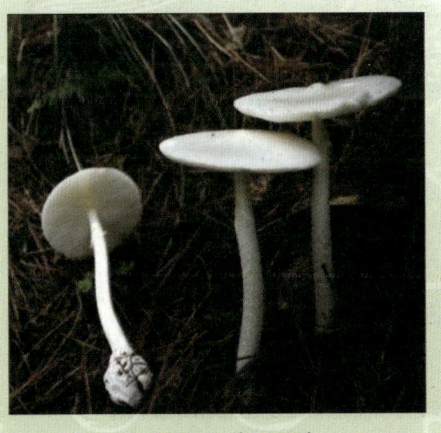
淡红鹅膏（剧毒）

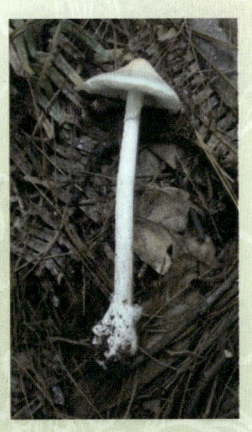
假淡红鹅膏（剧毒）

食物中毒与食品安全的那些事

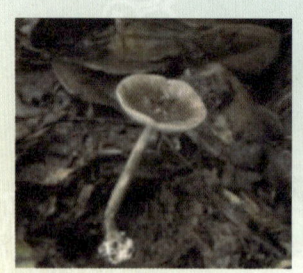 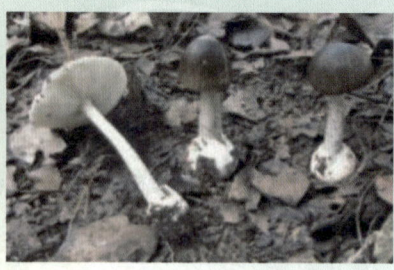

灰花纹鹅膏(剧毒)

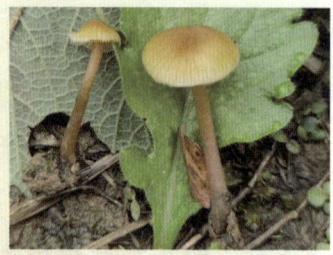 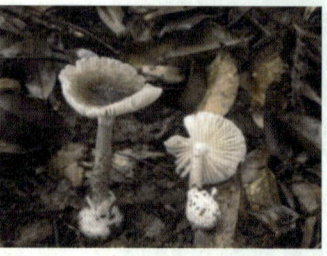

条盖盔孢伞(剧毒)　　拟灰花纹鹅膏(剧毒)

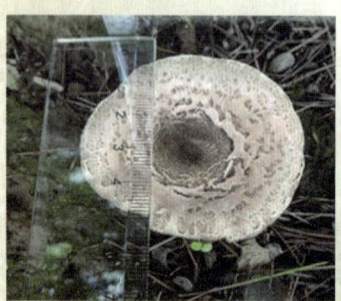 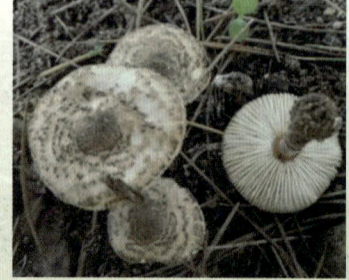

肉褐鳞环柄菇(剧毒)

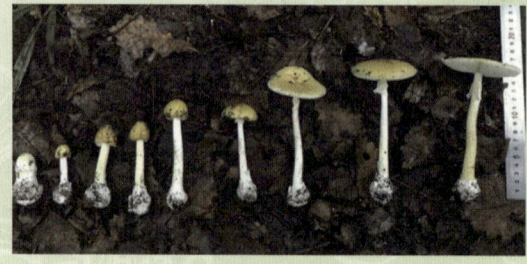

黄盖鹅膏(剧毒)

第二部分 误食导致食品安全问题篇

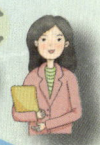

何为"假愈期"？在急性肝损害型蘑菇中毒发生时，患者进食毒蘑菇后出现恶心、呕吐、腹痛、腹泻等胃肠道症状，经过对症治疗后症状消失，患者自觉康复。1~2 d后患者再次出现恶心、呕吐、腹部不适、纳差、肝区疼痛、肝脏肿大、黄疸等症状，肝功能检查示谷丙转氨酶急剧升高，提示出现肝损害。在医学上"自觉康复"的这段时期称为"假愈期"。"假愈期"往往会让患者、家属或大夫忽视了病情的严重性而错过最佳救治时机，造成严重后果。因此，在此特别提醒注意！

（2）急性肾衰竭型：一般在进食6~24 h发病。初期表现为恶心、呕吐、腹泻、腹痛等胃肠道症状。随后出现中毒性肾损伤，少数可伴有肝损害，主要表现为：少尿或无尿，血液中肌酐和尿素氮升高，肝转氨酶升高等，严重者可因急性肾功能衰竭死亡。常见引起急性肾衰竭型中毒的蘑菇有欧氏鹅膏、假褐云斑鹅膏。

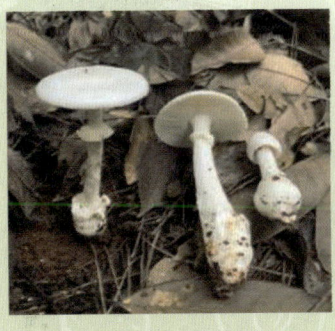 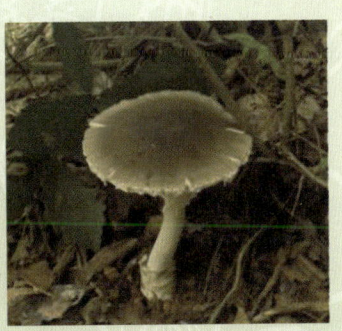

欧氏鹅膏（剧毒）　　　假褐云斑鹅膏（剧毒）

（3）横纹肌溶解型：一般在进食毒蘑菇 15 min 至 2 h 发病，早期出现恶心、呕吐、腹泻、腹痛等胃肠道症状，6~12 h 后出现全身无力明显、胸闷、心悸、呼吸困难伴全身疼痛、血尿或酱油色尿、肌肉痉挛性疼痛、肌酸激酶急剧增加等横纹肌溶解综合征表现，可导致急性肾功能衰竭甚至死亡。常见引起横纹肌溶解型中毒的蘑菇有亚稀褶红菇。

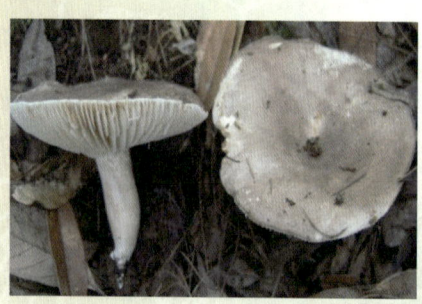
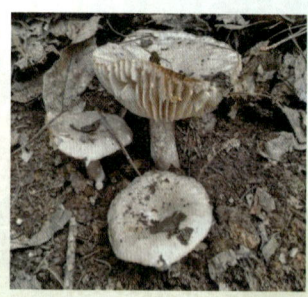

亚稀褶红菇（剧毒）

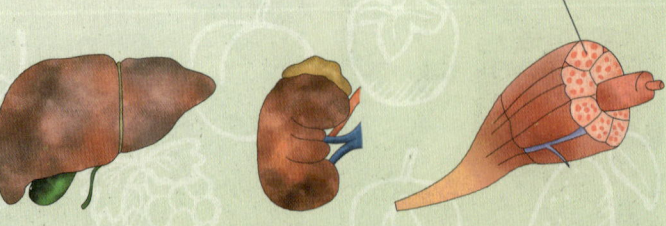

横纹肌细胞被破坏

第二部分 误食导致食品安全问题篇

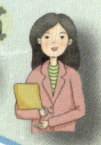

3.食用野生蘑菇的3个基本原则和9个注意事项

公众要提高食品安全意识,自觉做到不要随意采食、买卖、进食野生蘑菇!

食用野生蘑菇需遵循的3个基本原则:①没有吃过的不要吃;②不认识的不要吃;③没有把握的不要吃。

食用野生蘑菇时需了解的9个注意事项:

(1)不要随意采摘、买卖、进食自己不熟悉的蘑菇。

(2)不吃过小的野生蘑菇,因为蘑菇过于幼小时特征不明显,不易识别。

(3)不采食"头上戴帽、腰间系裙、脚上穿鞋"的蘑菇,可以避免误食剧毒鹅膏。

(4)把野生蘑菇炒熟煮透后再吃,不要用急火快炒,应翻炒时间长些,使其更好地受热。

(5)每餐最好只食用一种野生蘑菇,以便在发生蘑菇中毒时能快速识别,进而采取正确措施。

(6)不要一次吃太多野生蘑菇。有些野生蘑菇一次吃太多,即便不中毒也会引起全身无力、头昏等轻度不适。

(7)吃蘑菇不喝酒,喝酒不吃蘑菇。饮酒可能促进或加速野生蘑菇中毒素的吸收,引起或加重中毒。

食物中毒与食品安全的那些事

（8）小孩、老人避免食用野生蘑菇。小孩和老人抗毒能力弱，发病致死率较高。

（9）吃蘑菇前"拍一张照片，留一个蘑菇"，以备中毒后医生能对中毒类型作出准确判断并开展针对性救治。

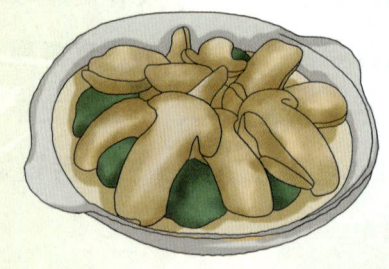

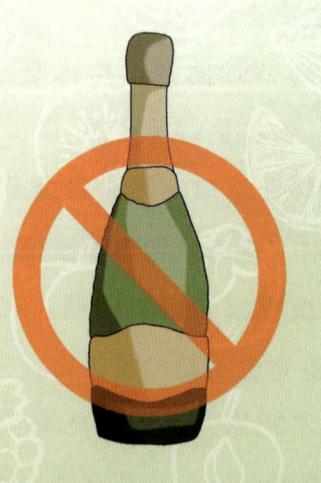

第二部分 误食导致食品安全问题篇

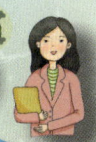

4. 发生野生蘑菇中毒时可以采取哪些措施？

进食野生蘑菇后在数分钟到 3 d（72 h）内，如果感到头昏、恶心、呕吐、腹泻或有其他不适，要高度怀疑野生蘑菇中毒。野生蘑菇中毒目前尚无特效解毒治疗方法，中毒后应立即采取以下措施：

（1）立即拨打 120 急救电话，及时前往正规医院就诊。并告诉接诊医生自己进食野生蘑菇的种类、时间、地点和同餐者。

在等待救治时，立即采用简易的方法帮助中毒者催吐、导泻：让中毒者大量饮用温盐水，然后用筷子、手指、汤匙等硬质东西刺激其咽部帮助呕吐，以减少对毒素的吸收，减轻中毒程度，防止病情加重。催吐后，最好让患者饮用少量盐糖水，补充丢失的体液，防止脱水导致休克。盐糖水制备方法为：温开水 500 mL 加蔗糖 10 g（约 2 小匙），细盐 1.75 g（约少半啤酒瓶盖），搅拌均匀。如果不具备以上容器条件，可以以稍少于普通矿泉水瓶的水量为准，手抓一把糖放入，中指和拇指捏一点盐放在水中搅拌，然后尝一下，感受其咸度不重于人的眼泪即可。

对已昏迷的患者不要强行向其口内灌水，防止窒息。对神经精神型的中毒患者进行束缚，防止其伤人或自残甚

食物中毒与食品安全的那些事

至跳楼等。

（2）保留剩余蘑菇样品或把进食蘑菇的照片提供给专业人员做救治参考，这一点非常重要。

（3）如果所就诊医院不具备救治野生蘑菇中毒的医疗条件，医院要立即向卫生行政部门报告，尽快将患者转到具备条件的医疗机构救治。

第二部分　误食导致食品安全问题篇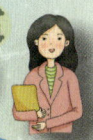

十、亚硝酸盐

1. 什么是亚硝酸盐？

亚硝酸盐，是含有亚硝酸根阴离子（NO_2^-）的盐。最常见的是亚硝酸钠，为白色至淡黄色粉末或颗粒状，味微咸，外观与滋味都与食盐较为相似。肉类制品加工中允许作为发色剂限量使用。

亚硝酸盐类食物中毒又称肠原性青紫病、紫绀症、乌嘴病。食入 0.3~0.5 g 的亚硝酸盐即可引起中毒，1~3 g 可导致死亡。常见的亚硝酸盐中毒是食用硝酸盐或亚硝酸盐含量较高的腌制肉制品、泡菜及变质的蔬菜，或者误将工业用亚硝酸钠作为食盐食用而引起的中毒。

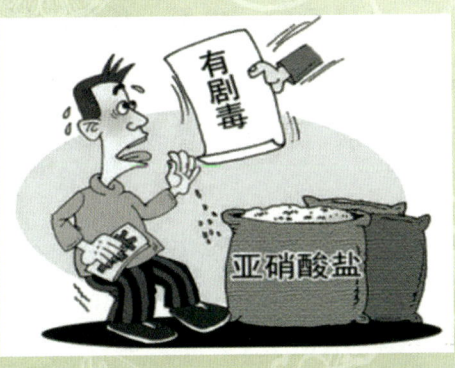

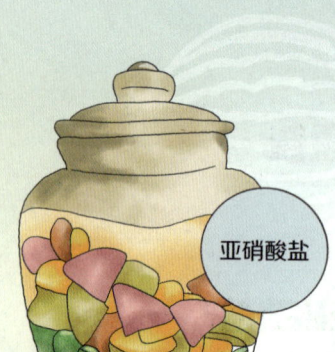

泡菜

2. 亚硝酸盐中毒有哪些临床表现?

亚硝酸盐中毒发病急速,一般在食用后10 min至3 h内发病,偶尔长达1 d。轻度中毒时会出现头晕、嗜睡、头痛、乏力等,以及口唇、舌尖、耳廓、指(趾)尖轻度青紫等典型缺氧症状,高铁血红蛋白含量在10%～30%。重度中毒时会出现皮肤、黏膜紫绀,口唇、舌尖、指甲、耳廓、眼结膜青紫明显,高铁血红蛋白含量可超过50%。严重者会出现呼吸困难、惊厥、休克、昏迷、大小便失禁、呼吸衰竭甚至死亡。

3. 如何预防亚硝酸盐导致的食源性疾病？

尽量不自制腌腊肉等肉制品。如自制腌腊肉时，避免超剂量使用亚硝酸盐，严格按每公斤肉品不超过 0.15 g 亚硝酸盐的量使用，并应与肉品充分混匀。亚硝酸盐要明显标识，加锁存放，避免被当作食盐误用。不使用来历不明的"盐"或"味精"；尽量少食用泡腌菜。

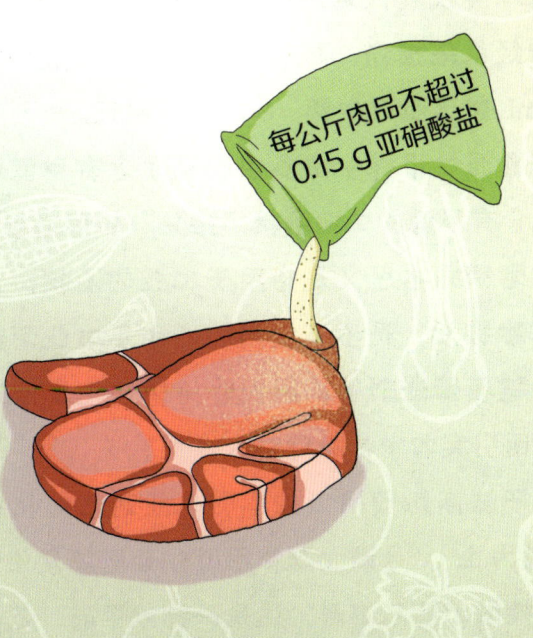

食物中毒与食品安全的那些事

十一、甲醇

1. 什么是甲醇？

甲醇俗称木醇、木精，是一种透明、无色、有毒的挥发性液体，广泛用作工业溶剂和化工原材料，可经呼吸道、皮肤、消化道进入入体而引起中毒。甲醇对人体的毒作用是由甲醇本身及其代谢产物甲醛和甲酸引起的，主要特征是中枢神经系统损伤、眼部损伤及代谢性酸中毒。摄入甲醇 5～10 mL 就可引起中毒，30 mL 可致死。

我国食源性甲醇中毒多由误喝了含有甲醇的工业酒精或喝了用含有甲醇的工业酒精"掺兑"的假酒引起。

工业酒精顾名思义是指用于工业的酒精，常含有甲醇等有毒有害物质，是不可食用的。由于工业酒精可用作火锅燃料、玻璃清洗剂等，因保管不善误把工业酒精当作正常白酒饮用引起的中毒事件时有发生。

一些不法商贩使用低成本的工业酒精勾兑各类酒产品（散装白酒为主），导致食源性甲醇中毒屡屡发生。生活中人们还可能接触到醇基燃料，这是一种以甲醇、乙醇和丁醇等醇类物质为原料生产的燃料。多数情况下，醇基燃料是透明无色液体，气味似酒精，容易发生误食后引起甲醇中毒。

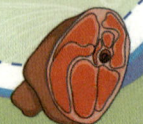

第二部分　误食导致食品安全问题篇

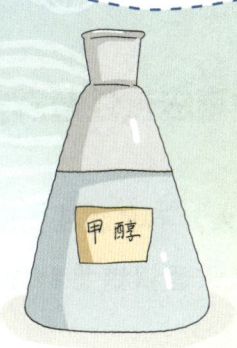

2. 甲醇中毒有哪些临床表现？

甲醇中毒的潜伏期一般为 1~24 h，少数长达 2~3 d，如同时摄入乙醇，则潜伏期会延长。主要症状为头晕、头痛、恶心、呕吐、腹痛、烦躁、乏力、视力模糊、轻至中度意识障碍，或视乳头充血，或轻度代谢性酸中毒等；重症患者会出现重度意识障碍，或视力急剧下降，双目失明或视神经萎缩，或严重代谢性酸中毒，神志不清、抽搐、呼吸困难、昏迷，甚至死亡。

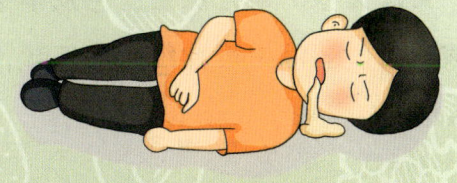

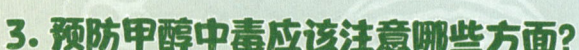

3. 预防甲醇中毒应该注意哪些方面？

甲醇中毒危害性大，不容忽视，但是可以预防。

（1）应加强对工业酒精销售和使用环节的管理，禁止个人购买、储存。

（2）应加强对工业酒精制售假酒违法行为的打击力度，进一步加强行刑衔接，严惩违法者。

（3）加强酒类食品生产、采购、销售等全过程的监督与溯源管理，严防甲醇进入生产环节，严防含有甲醇的假酒进入流通环节。

（4）加强宣传教育，提高广大人民群众对甲醇中毒危害的认识和自我保护意识，不买不喝来路不明的白酒、黄酒等。

（5）餐饮服务、汽车清洗等行业要加强对工业酒精的保管，防止误饮误用。

（6）医疗机构提高对甲醇中毒患者的救治能力，中毒早期迅速纠正酸中毒是挽救生命和视力的关键。抢救危重中毒病人时，要遵循以下治疗原则：①及早清除体内的甲醇；②纠正酸中毒；③保护视神经与视网膜；④综合对症治疗及加强监护。

第二部分　误食导致食品安全问题篇

十二、灭鼠药／杀鼠剂

1. 什么是灭鼠药／杀鼠剂？

目前国内生产的灭鼠药／杀鼠剂主要分为致痉挛性灭鼠药／杀鼠剂和抗凝血类灭鼠药／杀鼠剂。致痉挛性灭鼠药／杀鼠剂主要包括氟乙酰胺、氟乙酸钠、甘氟、毒鼠强、杀鼠硅（毒鼠硅）。抗凝血类灭鼠药／杀鼠剂主要包括香豆素类和茚满二酮类两大类，前者如溴敌隆、杀鼠灵、杀鼠醚、杀它仗等，后者有敌鼠、氯敌鼠、杀鼠酮等。致痉挛性杀鼠剂，如氟乙酰胺、毒鼠强，我国已于1982年明确禁用。

致痉挛性灭鼠药／杀鼠剂多数为白色粉末或结晶，化学性质大多较为稳定，均为高毒或剧毒化学物，对大鼠的经口半数致死量大多小于 5 mg/kg。

抗凝血类灭鼠药／杀鼠剂多数为黄色、白色粉末或结晶，难溶于水，可溶于丙酮、乙醇、氯仿等有机溶剂，化学性质大多稳定，大多为高毒或剧毒化学物。

2. 误食灭鼠药／杀鼠剂中毒有哪些临床表现？

食用被灭鼠药／杀鼠剂污染的食品（如粮食、蔬菜、水果等）和饮用水后出现中毒症状，临床表现与杀鼠剂的种类有关。主要分为以下2种：

（1）致痉挛性灭鼠药／杀鼠剂中毒（如毒鼠强、氟乙酰胺等）：主要在短时间内引起以中枢神经系统损害为主的全身性疾病。轻度中毒者可出现头痛、头晕、恶心、呕吐、四肢无力等症状，可有局灶性癫痫样发作；中度中毒者可进一步出现癫痫样大发作或精神病样症状，如幻觉、妄想等；重度中毒者可进一步出现癫痫持续状态或合并其他脏器功能衰竭。

（2）抗凝血类灭鼠药／杀鼠剂中毒（如溴敌隆、敌鼠等）：主要在短时间内引起以凝血功能障碍为主的全身性疾病。轻度中毒者可出现鼻衄、牙龈出血、皮肤瘀斑及紫癜等症状；中度中毒者可进一步出现血尿、便血、阴道出血、球结膜出血等症状之一；重度中毒者可出现消化道大出血、颅内出血、咯血等症状之一。

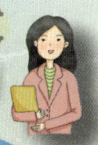

3. 预防灭鼠药／杀鼠剂中毒应该注意哪些方面？

灭鼠药／杀鼠剂中毒危害性大，若不及时救治致死率极高，不容忽视。预防灭鼠药／杀鼠剂中毒应注意以下3个方面：

（1）加强灭鼠药／杀鼠剂保管，坚决取缔无照销售灭鼠药／杀鼠剂商贩。严禁售卖、使用毒鼠强、氟乙酰胺等违禁灭鼠药／杀鼠剂。

（2）农村家庭一定要引起高度重视，防止灭鼠药／杀鼠剂污染食物和水源，尤其应避免儿童误食而引起中毒。

（3）一旦误食灭鼠药／杀鼠剂应立即催吐，并就近医治。医疗机构应及时抢救，利用催吐、洗胃、导泻等方法清除毒物；同时对症支持治疗，如镇静止痉、止血、纠正水和电解质失衡等；乙酰胺为氟乙酰胺、氟乙酸钠和甘氟中毒的特效解毒剂，需早期、足量应用；维生素K1为抗凝血类灭鼠药／杀鼠剂的特效解毒剂，需早期、足量应用。无治疗条件的医院应立即向卫生行政部门报告，将患者转运至具备条件的医疗机构救治。

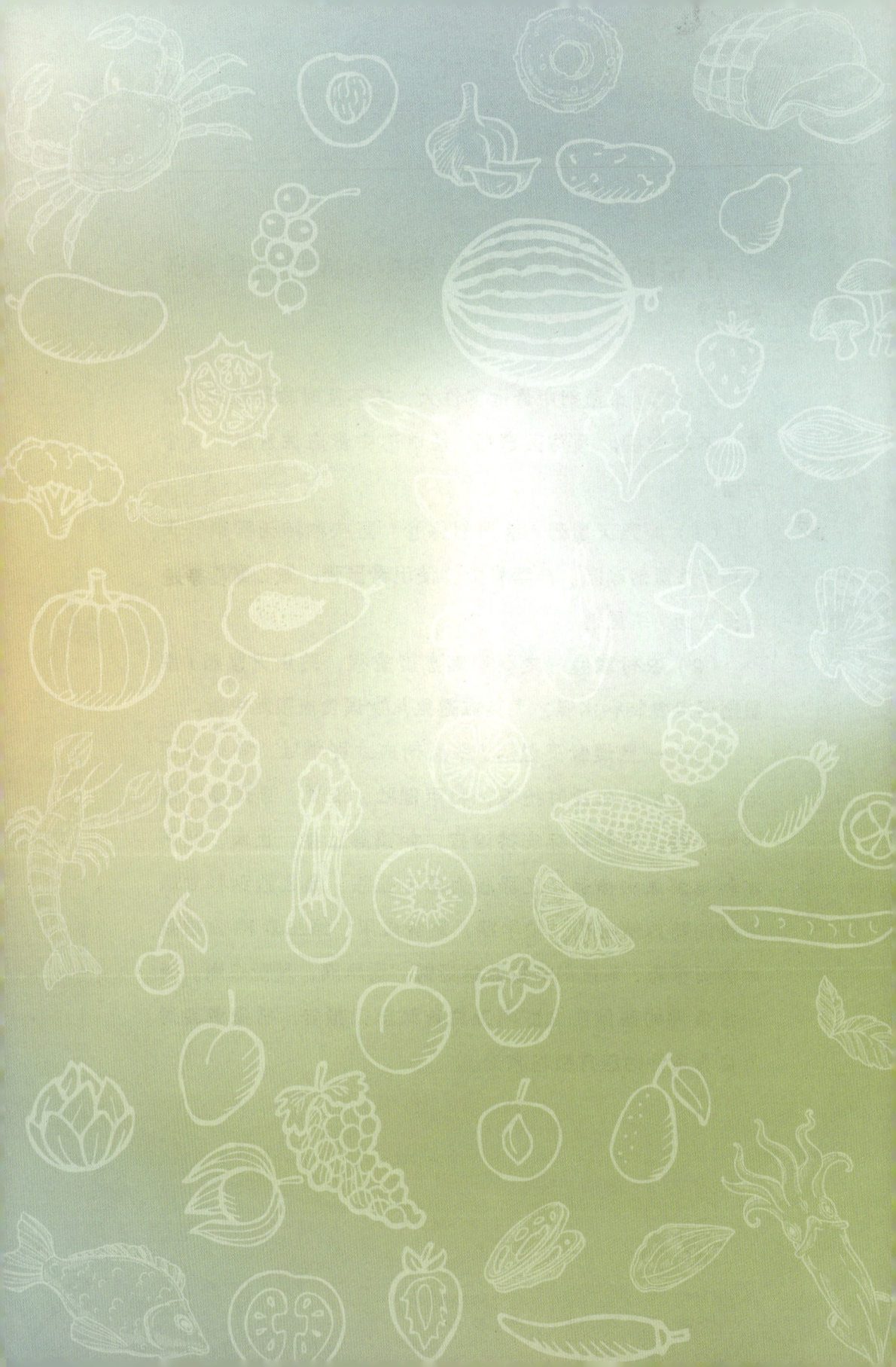

第三部分
重点场所防控篇

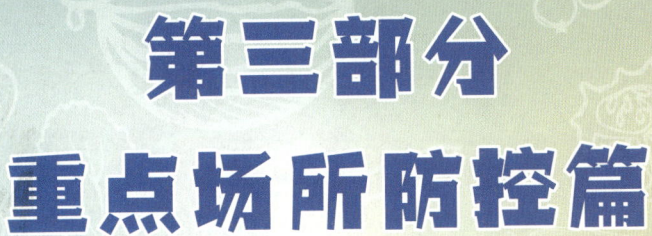

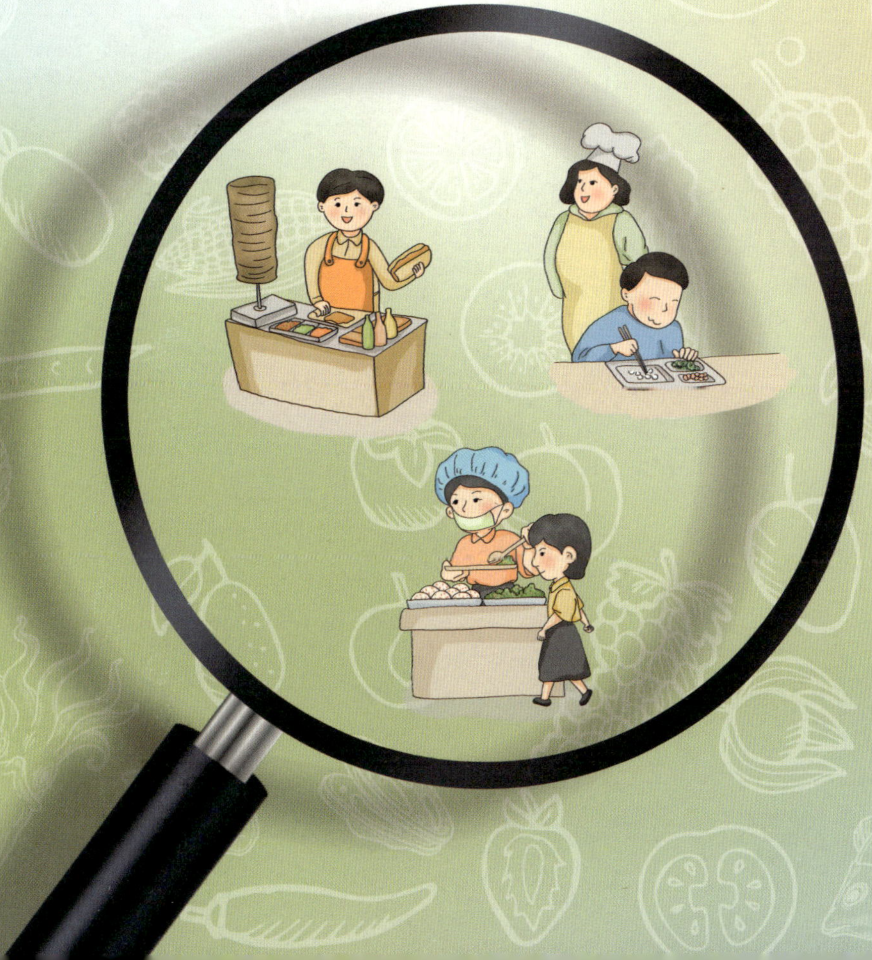

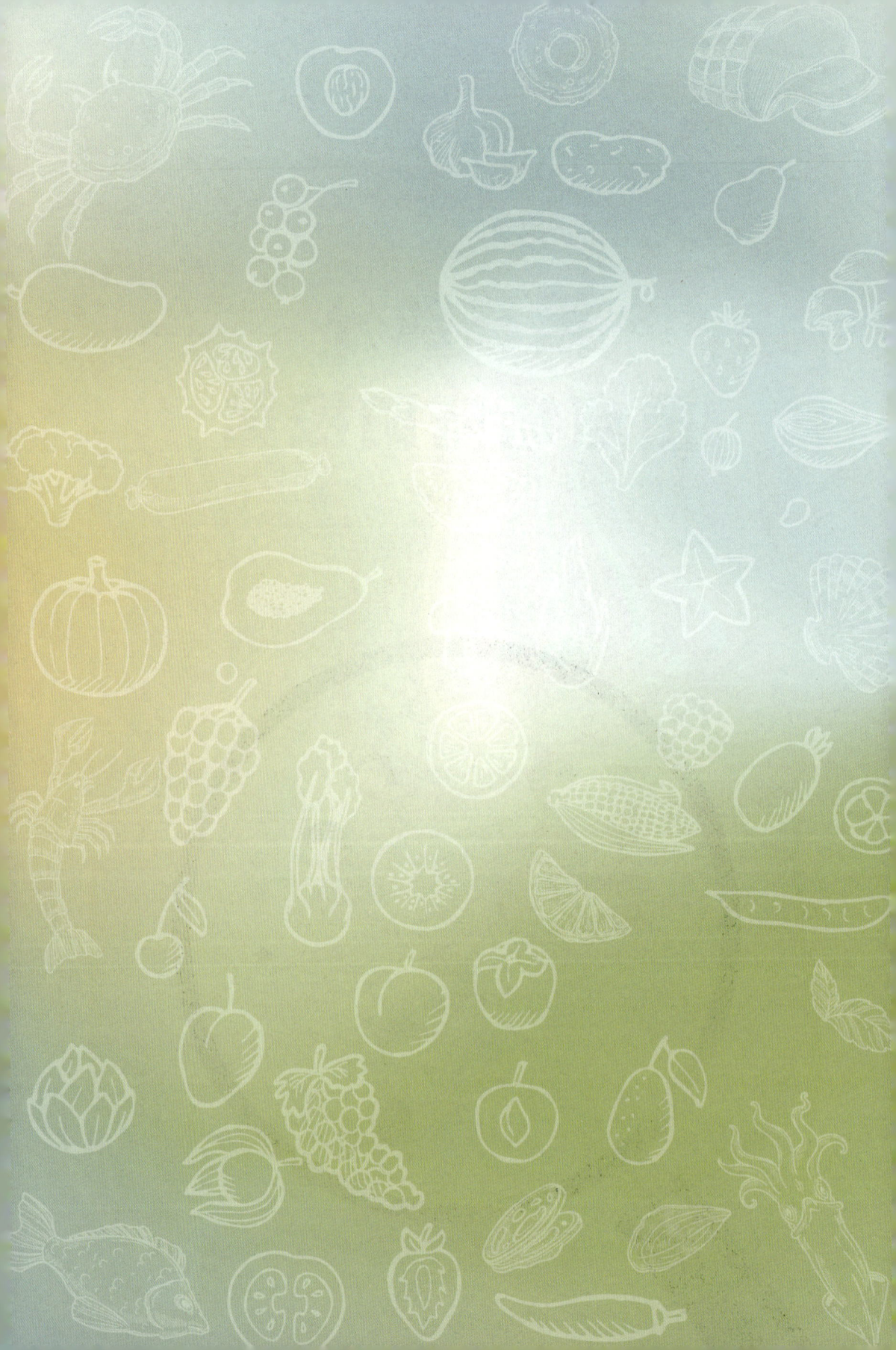

第三部分 重点场所防控篇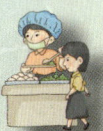

一、学校

1. 学校的食品安全有哪些要求？

按照《学校食品安全与营养健康管理规定》（2019年）相关要求，学校如果通过食堂供餐或者外购食品（包括从供餐单位订餐）等形式集中向学生和教职工提供食品，需要围绕采购、贮存、加工、配送、供餐等关键环节，健全学校食品安全风险防控体系，保障食品安全，促进营养健康。

2. 学校该如何强化食品安全管理制度？

学校食品安全实行校长（园长）责任制。食品安全是学校安全工作的重要内容，要建立健全并落实有关食品安全管理制度和工作要求，定期开展校园食品安全隐患排查。严格落实食品安全自查报告、落实整改制度，强化校园食品安全风险管理。建立食品安全追溯体系，食品进货查验等信息要真实完整地记录并保存下来，确保食品可追溯。

食物中毒与食品安全的那些事

3. 学校生产加工储存食物的场所有哪些要求？

食堂餐饮用具、设施设备、生产加工储存场所环境要进行定期清洁消毒，并保持通风干燥；利用物理设施挡鼠板等防范鼠害，如果采用化学方法防治鼠害、虫害，注意不要污染食品、餐具、厨具等设施设备。

4. 学校食堂从业人员如何管理？

学校食堂从业人员需每年进行健康检查，取得健康证后才可上岗，患有国家卫生健康委员会规定的有碍食品安全疾病的人员，不得从事接触直入口食品的工作。仪表端庄整洁，不穿工作服、工作帽不得进入工作间，养成良好个人卫生习惯，加工处理直接入口食品前应洗手消毒。条件允许的学校可在食堂设置更衣间。食堂从业人员不得在食堂内吸烟。在未经允许的情况下，非食堂从业人员不得进入食品加工区。加强食堂从业人员培训，提高食品安全意识和责任意识。

食堂从业人员如果出现腹泻、腹痛、恶心、呕吐等疑似食物中毒症状，及时向本单位食品安全管理人员报告，暂时调离岗位并做相应治疗或隔离等处理。

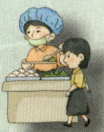

第三部分 重点场所防控篇

5. 学校制备食品时需要注意什么?

学校制备食品时应该严格做好食品安全五要点,即保持清洁、生熟分开、烧熟煮透、在安全温度保存食物、使用安全的水和原材料。

(1)加工食物时要生熟分开,使用的刀具、砧板、盆碗等器具也不能混用。

(2)不徒手直接接触即食食品,蔬菜、瓜果要清洗干净。

(3)要规范食品的备餐流程,包括原材料的处理、加工储存、运输和销售等,避免发生交叉污染。

(4)保证食物烧熟煮透。

(5)中小学和幼儿园不得制售冷荤类、生食类、裱花蛋糕等高风险食品。

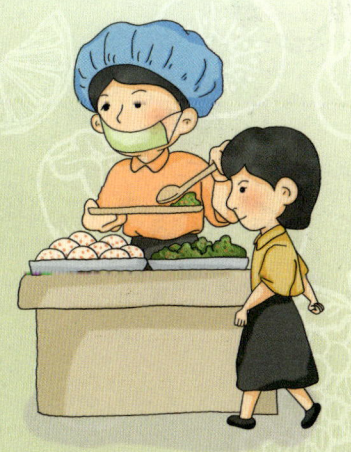

二、集体食堂

1. 集体食堂的定义及特点是什么?

集体食堂是指设于机关、学校、企事业单位、工地等地点（场所），供内部职工、学生等就餐的食堂，包括单位食堂、学校食堂、工地食堂等。集体食堂具有就餐人数多、就餐时间集中、供餐量大等特点。

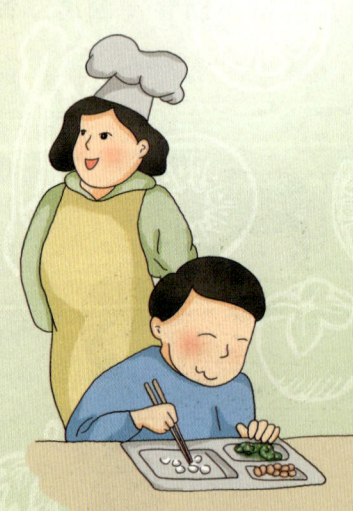

第三部分 重点场所防控篇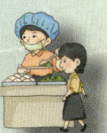

2. 集体食堂食品安全有哪些要求？

集体食堂应加强食品安全管理，预防聚集性食物中毒事件的发生。不得采购和使用国家明令禁止的各类食品原料、食品添加剂，严格落实食品进货查验、索证索票、采购记录等制度要求。规范食品加工流程，做到生熟分开、烧熟煮透。严格落实食品加工温度和食品储存条件的要求，特别是需要冷藏、冷冻和冷链运输的食品，要按国家相关规定加强管理。关注集体食堂的环境卫生问题，做好防尘、防鼠害、防虫害工作。还要确保食物原材料安全，使用符合安全标准的水。

3. 集体食堂如何防止生熟食物交叉污染？

设置食品原料处理与粗加工区、切配烹饪区、备餐专间、洗消间等分类区域，布局要合理，不得擅自更改布局。清洗设施要标识清楚，洗菜、洗碗、洗手水池要专用且分别设置在相应操作区内。食物加工的设施设备及加工工具、容器要有显著标识，按标识区分使用。食品原料、半成品和成品在盛放、贮存时相互分开，加工时生熟分开、荤素分开，包括刀具、砧板、容器等也要做到荤素分开。

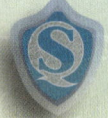

食物中毒与食品安全的那些事

三、街头摊点

1. 街头食品存在哪些食品安全隐患？

街头食品存在以下3个安全隐患：

（1）街头食品的准入门槛较低。街头食品不像一般的食品销售和餐饮服务需要经过较为严格的资质审核。食品经营单位挂有"餐饮服务食品安全等级公示牌"，向消费者公示餐饮服务单位的食品安全监督量化分级情况，使食品经营单位及时接受公众的监督。而街头食品的投入成本较低、经营规模较小，没有了相应的资质限制，就可能导致街头食品的经营者鱼龙混杂、食品质量安全良莠不齐。

（2）街头食品有较强的流动性。街头食品具有小、多、散的特点，在监管资源有限的条件下，政府部门难以对其进行有效管理。街头食品经营地点不固定、经营范围不确定，使得食品质量安全一旦出现问题，难以准确地对食品经营者进行有效追责，从而留下食品安全隐患。街头食品也因为流动性、灵活性、随机性等问题，缺乏对经营者食品质量安全售后服务的约束，使消费者的权益得不到有效保障。

第三部分 重点场所防控篇

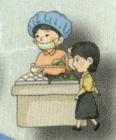

（3）街头食品的制作环境卫生较差。街头食品的烹饪环节和制作条件有限，可能存在生熟食品混放、烹饪时间不够、食物储存温度不达标等问题，由于生产条件限制，没有清洁流动的水源，也无法安装消毒柜、洗消池等消毒设施，极易存在微生物污染的风险。街头食品一般多为露天经营，食品及原料容易受到路边灰尘、汽车尾气、行人飞沫及蚊虫等污染，卫生环境不容乐观。

2. 街头食品安全有哪些要求？

按照《贵州省食品安全条例》有关要求，食品摊贩的生产经营活动应当符合下列要求：

（1）有符合卫生要求的食品销售、餐饮服务设施和废弃物收集设施；

（2）食品原料、食品添加剂、食品包装材料符合食品安全标准；

（3）用于食品生产经营的工具、用具、容器等符合法律、法规的要求及食品安全标准；

（4）用水符合国家生活饮用水卫生标准；

（5）按照要求对餐饮具进行清洗、消毒或者使用符合国家标准的餐饮具；

（6）在显著位置公示备案证明材料和从业人员健康证明；

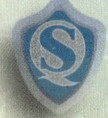

食物中毒与食品安全的那些事

(7) 配备防蝇、防鼠、防尘、保洁设施。

食品摊贩应当留存采购的食品、食品添加剂、食品相关产品的凭证，凭证保存期限不得少于 60 d。

3. 街头摊点该如何强化食品安全管理？

（1）根据《贵州省食品安全条例》规定，乡镇人民政府、街道办事处或者城市管理部门应当依法划定符合要求的临时区域（点）和固定时段供食品摊贩经营，明确场地管理者，设置标识牌，并向社会公布；划定的临时区域（点）和固定时段不得影响安全、交通、市容等。

学校、幼儿园周边禁止食品摊贩经营的区域，由所在地乡镇人民政府、街道办事处或者城市管理部门划定，未划定的中小学校、幼儿园周边 100 m 范围内禁止食品摊贩经营。

（2）食品摊贩应当向经营所在地的乡镇人民政府、街道办事处备案，并在划定临时区域（点）和固定时段从事食品经营活动。乡镇人民政府、街道办事处应当及时将备案情况通报所在地市场监督管理部门和城市管理部门。

（3）食品摊贩向乡镇人民政府、街道办事处备案时，应当提交下列材料：①备案表；②从业人员的身份证明和健康证明。

第三部分 重点场所防控篇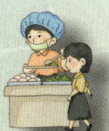

（4）市场监督管理部门对乡镇人民政府、街道办事处或市场管理部门划定临时区域（点）和固定时段内食品摊贩的生产经营活动进行监督管理。

城市管理部门依法查处划定区域外占用道路及其他公共场所，以及超出固定时段食品摊贩生产经营食品行为。

乡镇人民政府、街道办事处应当协助市场监督管理部门对辖区内的食品摊贩进行日常监督管理，发现食品摊贩存在违法行为的，及时告知相关部门。

场地管理者应当制定食品摊贩规范经营的管理制度，记录入场食品摊贩身份信息、住址及联系方式等。

（5）食品摊贩不得经营以下食品：①保健食品、特殊医学用途配方食品、婴幼儿配方食品、特殊膳食食品；②生食水产品、裱花类糕点、自制泡酒、生鲜乳；③不符合法律、法规或者食品安全标准的食品。

食品摊贩不得销售食品添加剂。

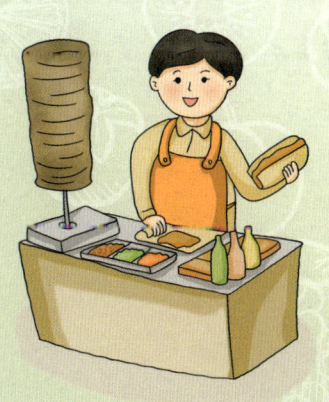

食物中毒与食品安全的那些事

四、农村宴席

农村宴席场所简陋，食品采购渠道复杂、贮存条件简单，厨师流动性大、加工操作不规范，聚餐人员数量多、食品安全意识不强等因素，引起食品安全事故的风险较高。

根据《贵州省食品安全条例》规定，县级人民政府市场监督管理、卫生健康和农业农村等部门应当加强对农村集体聚餐的食品安全指导和监督检查，做好对食品安全协管员、信息员和农村集体聚餐承办者的食品安全培训工作。县（市、区）、乡镇人民政府、街道办事处、村（居）民委员会应当加强对农村自办宴席食品安全的宣传教育，建立健全农村自办宴席申报备案、农村流动厨师持证上岗、农村食品安全事故报告和应急处置及农村自办宴席食品安全工作责任追究等制度。

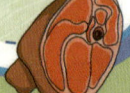

第三部分　重点场所防控篇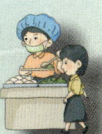

1. 预防农村宴席引起的食品安全问题有哪些注意事项？

（1）办理"红""白"喜事要申报；

（2）聚餐场所要卫生；

（3）厨师身体要健康；

（4）采购食品要查验；

（5）牢记食品安全五要点；

（6）危险物品要收好；

（7）少喝酒，莫浪费；

（8）疫情防控莫放松；

（9）发生问题要报告。

2. "红""白"喜事申报需要备案哪些内容？

自办或委托厨师承办的"红""白"喜事，举办人/承办人应提前向村食品安全信息员申报备案，告知举办时间、地址、餐次、人数、白酒生产经营者、菜单、承办厨师、使用的燃料名称等内容，签订《食品安全承诺书》，并接受相关人员的检查、指导。

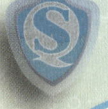

食物中毒与食品安全的那些事

3. 农村宴席的食品加工场所应该如何选择？

食品加工场所、储存场所和就餐场所应远离粪坑、禽畜圈舍、开放式厕所、垃圾场（站）、沼气池及其他污染源，至少距离污染源25 m以上。在举办宴席前，要提前对食品加工场所和就餐场所进行彻底清扫消毒，采取措施消除老鼠、蟑螂、苍蝇等病媒生物及孳生条件，保持环境清洁。食品及原料储存、粗加工、餐饮具等清洗消毒、烹调加工、备餐要合理分区。

4. 对农村宴席的厨师、食品加工人员和帮厨有哪些要求？

承办农村宴席的厨师、食品加工人员应身体健康，有良好个人卫生习惯。厨师及食品加工人员应持有效健康证，帮厨人员要身体健康，具备食品安全常识，保持良好的个人卫生，加工食品前或接触污染物后要及时洗手。患有甲型病毒性肝炎、戊型病毒性肝炎、痢疾等消化道传染病，以及活动性肺结核、化脓性或渗出性皮肤病等有碍食品安全疾病的，近期有腹泻、呕吐、皮肤伤口或感染等存在食品安全加工风险的人员，不得进行食品加工制作。

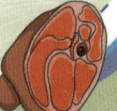

第三部分　重点场所防控篇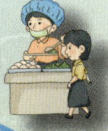

5. 农村宴席在采购食品时需要注意什么？

农村宴席在采购食品时需要注意以下4点：

（1）对采购的食品要认真检查，确保食品新鲜安全。

（2）不得采购使用《中华人民共和国食品安全法》规定禁止生产经营的食品和《中华人民共和国农产品质量安全法》规定不得销售的农产品。不采购、不制作来路不明、超过保质期限、腐败变质的食品；不采购和使用无检疫合格证明的肉类食品；不采购和使用生动物血、发芽土豆、野生菌、四季豆及亚硝酸盐等加工制作的食品及材料。

（3）不采购、饮用无证无照生产经营者生产、销售的白酒，或未经检验检测的散装白酒。

（4）采购的食品及原料应保存送货单、收据、发票等购物凭证，以便追溯。

6. 农村宴席中准备的食材在存放和加工处理时需要注意什么？

农村宴席中准备的食材在存放和加工处理时需要注意以下6点：

（1）食品及原料应分类存放在清洁、干燥、通风的场所。易腐败变质的食品及原料应当采用冷藏、冷冻方式贮存。

（2）醇基燃料等危险品必须专人管理，明确标识；非食用原料及危险化学品与食品要隔离保存；农药、鼠药、兽药、除草剂等不能存放在食品加工及就餐场所内，避免被当作食品误食而引发中毒事件。

（3）实际摆桌用餐数量要与食品加工场地、设施以及清洗、烹煮人员的能力相适应。

（4）接触熟食食品的用具、容器需严格清洗消毒，最好是煮沸或蒸汽消毒，煮沸或蒸汽消毒时间应保持 10 min 以上。

（5）洗菜、配菜、炒菜烹制、熟食切配等加工场所应相对分开，用于食品加工的工具容器应当按原料、半成品、成品区分使用，以避免交叉污染。

（6）要勤俭节约，不要浪费，不要酗酒。

7. 做好食品安全五要点需要注意哪几方面？

做好食品安全五要点需要注意以下 6 个方面：

（1）保持清洁：用于食品加工的工具和容器（如刀、砧板、桶、盒、碗、筷、抹布及其他）要洗净消毒；食品加工人员应严格清洗双手，尤其是加工生熟食品时要勤洗手；

第三部分 重点场所防控篇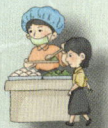

要保持环境清洁，做好防鼠、防蝇、防尘、防投毒等措施。

（2）生熟分开：用于食品加工的工具和容器要有明显标识，注意生熟分开。

（3）烧熟煮透：加工肉、禽、蛋和海产品时要彻底烧熟煮透；制备汤或炖菜等要煮沸；禁止加工凉拌菜、野生菌、四季豆等食品；剩饭剩菜要冷藏，彻底热透后再食用。

（4）在安全温度下保存食物：熟食应尽快食用完毕，一般建议在室温下不得存放2h以上；剩余食品应尽快冷却并放冰箱冷藏；从冰箱取出的食物要彻底加热或清洗干净后再食用。

（5）使用安全的水和原材料：使用符合安全标准的水。挑选购买新鲜和卫生的食品。不要购买或食用超过保质期的食物。

8. 出现聚集性食源性疾病病例时应该怎么办？

餐后若出现多人腹泻、呕吐、发烧等情况，应及时将患者送到就近的医院（乡镇卫生所）治疗，并向村委会或乡（镇）人民政府报告。参加聚餐的群众发现聚餐活动有安全风险时，可以向举办人/承办人提出意见，及时提醒其改正，也可以向乡（镇）人民政府、街道办事处报告或拨打电话12315向所在地市场监管部门进行举报。

食物中毒与食品安全的那些事

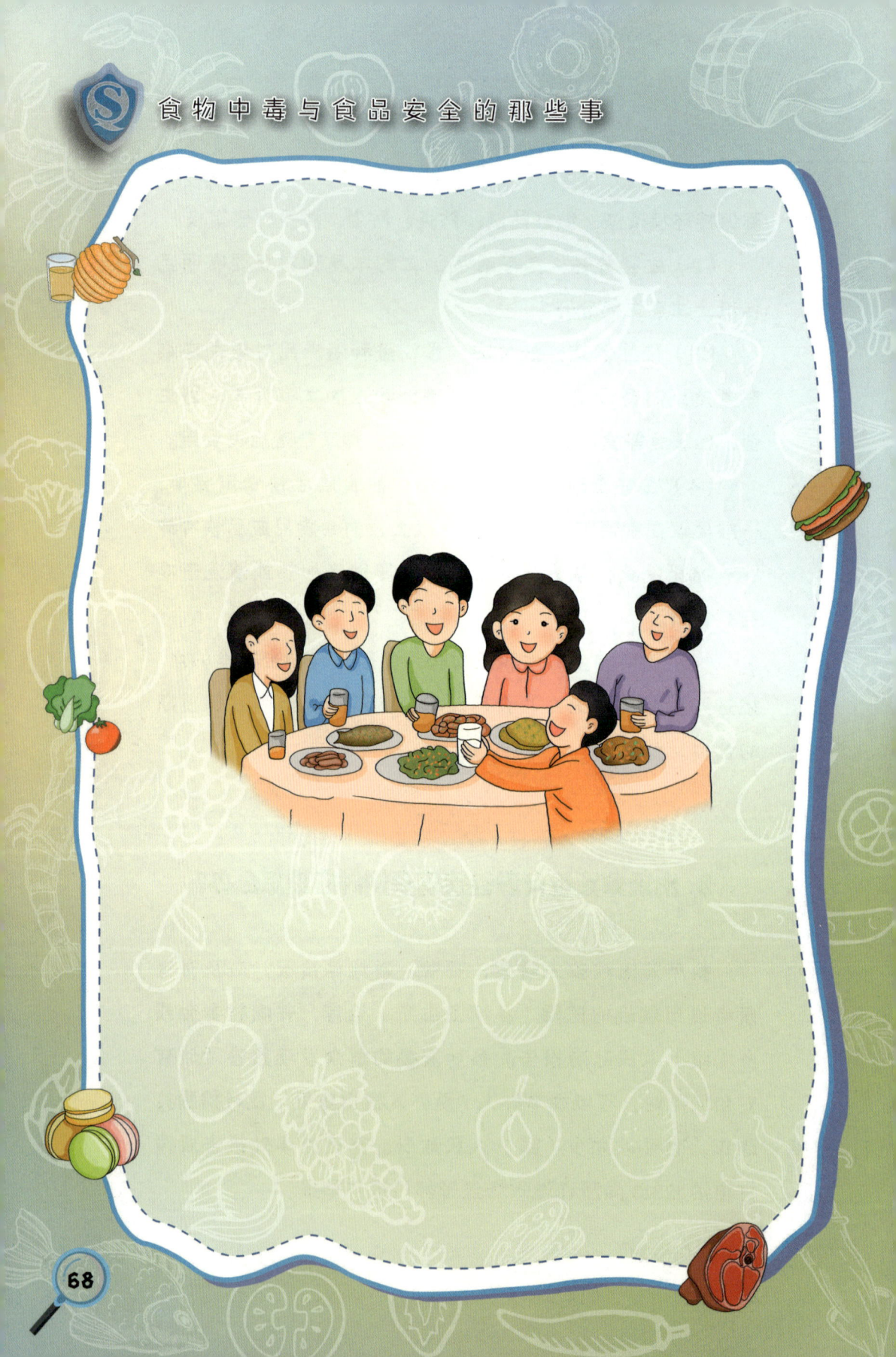

第四部分
常见食品安全
相关知识篇

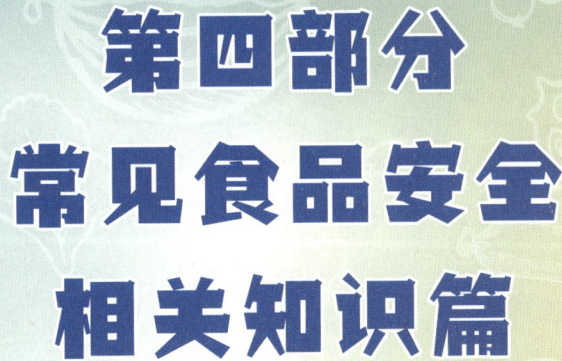

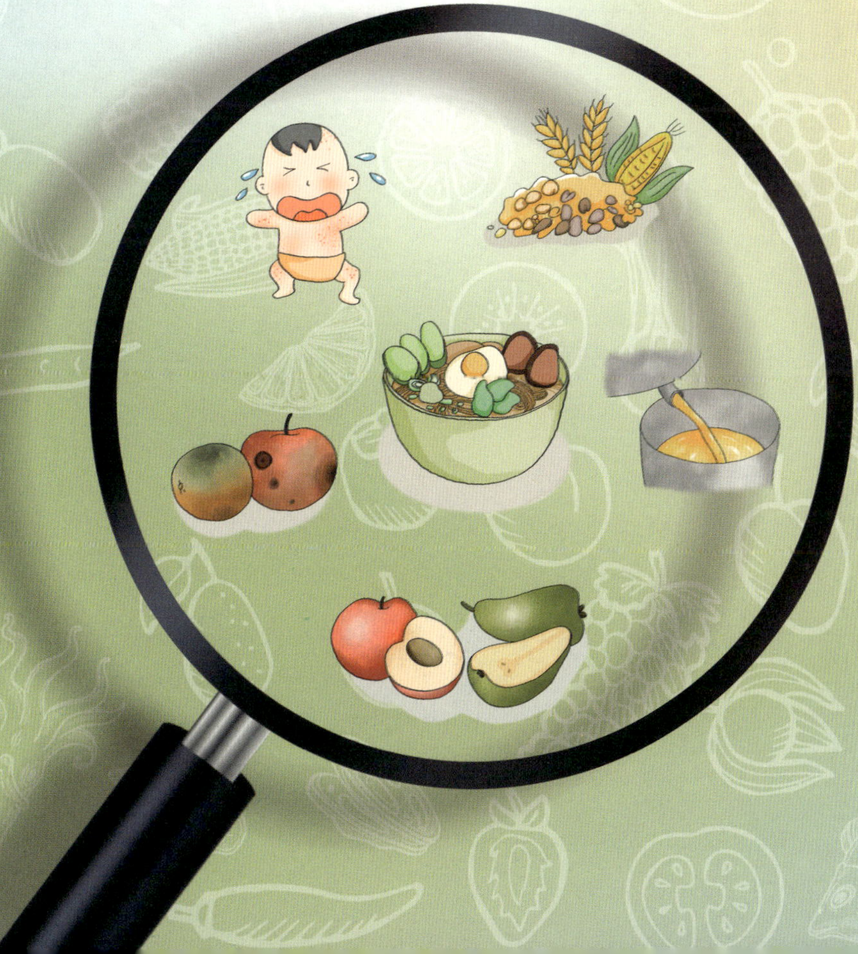

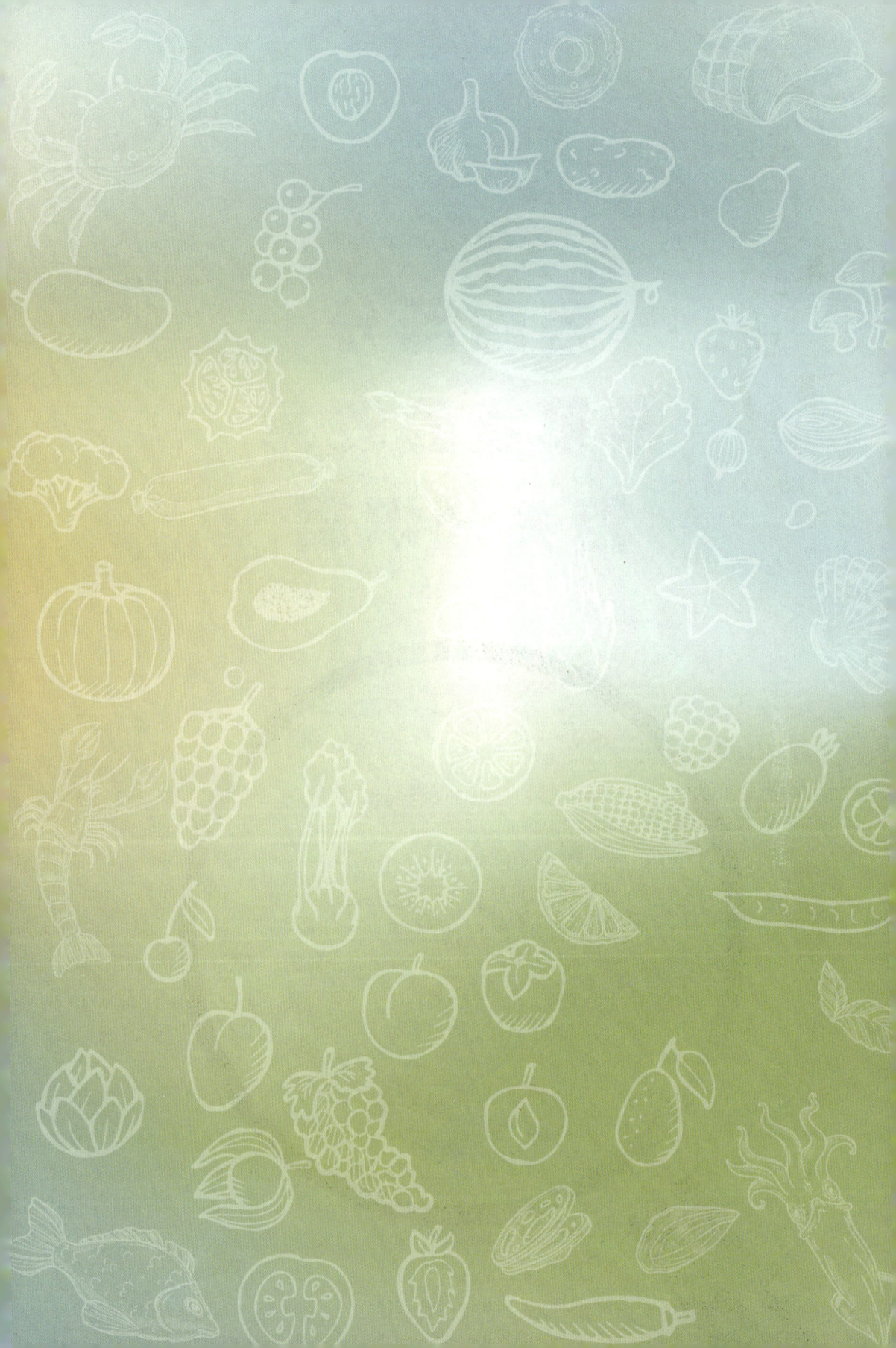

第四部分 常见食品安全相关知识篇

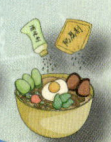

一、乳及乳制品

1. 怎么辨别酸奶与乳酸饮料？

辨别酸奶与乳酸饮料的方法有以下 4 种：

（1）看产品名称：如果是乳饮料必须标注"乳饮料""牛奶饮品"等字样，哪怕是字体很小或者不容易看见，都必须标注，这是国家的硬性规定。

（2）看配料表：如果排在第一位的是鲜牛奶或者生鲜乳那么就是酸奶；如果排在第一位的是水，则为乳饮料。

（3）看蛋白质含量：蛋白质含量 ≥2.3% 的为酸奶，蛋白质含量 ≤2.3% 的为乳酸饮料。

（4）保质期短（一般在 21 d 以下）且需要冷藏（一般 2-6 ℃）保存的是酸奶，保质期长且常温保存的为乳酸饮料。

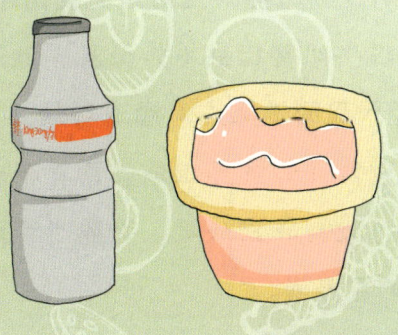

2. 为什么有的人喝牛奶后会腹泻?

有些人喝牛奶后 1~2 h 会出现腹痛、腹泻症状,这种现象并非因为牛奶受到污染或变质,而是由于他们身体里缺乏一种可将乳糖水解为葡萄糖和半乳糖的酶——乳糖酶。乳糖到达肠道下部时会引起肠道渗透压升高,大肠黏膜把水分吸收到肠道中,同时肠道细菌分解乳糖产生大量的二氧化碳和乳酸等物质,刺激肠道造成肠蠕动加快,引起腹痛和腹泻。对于缺乏乳糖酶的人,需注意不要空腹喝牛奶,应搭配其他食物一起食用,也可选择酸奶等发酵乳制品替代牛奶。

3. 牛奶过敏的婴幼儿怎么办?

根据临床研究资料统计,全球有 2%~3% 的婴幼儿对牛奶过敏。牛奶过敏的婴幼儿应避免食用牛奶和牛奶制品,或食用低过敏性牛奶替代品(如母乳、低过敏配方的婴儿奶粉)。牛奶替代品的选择应考虑到婴幼儿的年龄段、过敏的严重程度和替代品的营养组成。营养不全的替代品可导致生长延缓和特定营养素缺乏,必要时可酌情利用膳食或药物补充缺乏的营养素。

第四部分　常见食品安全相关知识篇

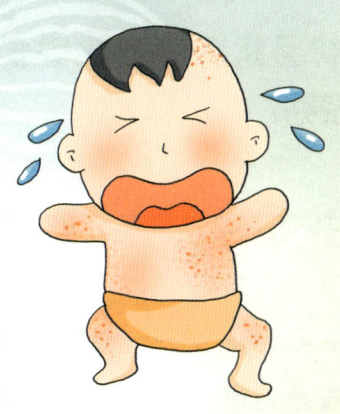

4. 复原乳的营养价值很低吗?

复原乳又叫复原奶、还原乳或还原奶,是指先把牛奶浓缩干燥成奶粉,后期再添加一定量水制成的与原乳中水、固体物比例差不多的乳液。通俗来讲,就是用奶粉勾兑还原成的牛奶。

由于复原乳是先制成奶粉再还原成牛奶,比直接用生乳制成牛奶所需的加热步骤要多,因此会造成奶中某些营养成分,特别是B族维生素的损失,口感上也有区别。我们喝牛奶主要是为了获得蛋白质和钙等营养成分,而复原乳中主要营养物质的含量不比普通牛奶少,因此,复原乳的营养价值并不低。

食物中毒与食品安全的那些事

5. 乳及乳制品常见的食品安全问题主要有哪些？应该如何预防？

乳及乳制品具有丰富的营养，正规生产厂家的预包装产品在正常情况下都是安全的，可放心食用。但特殊情况下或散装的乳及乳制品在生产、储存、运输和销售过程若处理不当，很容易受到微生物的污染而腐败变质，这也是乳及乳制品最常见的食品安全风险隐患来源。

预防乳及乳制品的食品安全问题需注意：未食用完的乳及乳制品应及时冷藏保存，避免适宜条件下细菌繁殖，从冰箱中取出乳及乳制品二次食用时一定要彻底加热后再食用。

第四部分 常见食品安全相关知识篇

二、粮食及其制品

1. 粮谷类食物有什么营养?

粮谷类食物是我国居民的主食,是能量、蛋白质和碳水化合物的主要来源,也是一些矿物质和B族维生素的重要来源。我国居民摄取的50%~70%的蛋白质、60%~70%的能量、约70%的碳水化合物都来源于粮谷类。粮谷类食物中矿物质含量为1.5~3.0%,主要在谷皮及糊粉层中,其中50%~60%为磷。此外,钙含量不多,铁含量更少。粮谷类食物中主要含有的B族维生素包括维生素B_1、维生素B_2、烟酸、泛酸和吡哆醇等。小米、玉米等还含有胡萝卜素,谷类的胚芽中含有较高的维生素E。

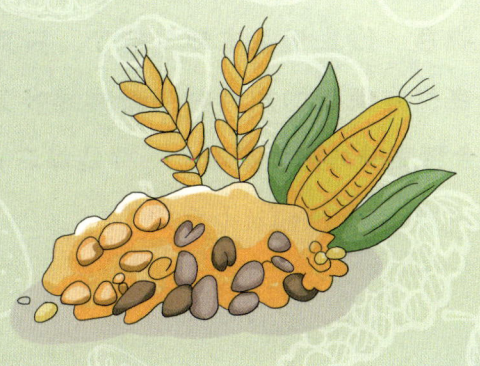

食物中毒与食品安全的那些事

2. 如何食用杂粮更营养？

每一种粮食所含的营养成分和含量均有所不同，如燕麦中的可溶性膳食纤维含量比较高，绿豆富含蛋白质和赖氨酸，而大米、小麦中赖氨酸含量相对较低，搭配食用杂粮和主粮可弥补部分营养素不足，使营养更加全面。

3. 吃方便面有营养吗？

人们都觉得方便面油脂、盐含量高，以及油炸后产生的丙烯酰胺有害健康。其实与炸薯条、汉堡包等食品相比，方便面中的油脂含量并非很高。平均每份方便面中所含油脂量在16%~18%；丙烯酰胺含量也远远低于世界卫生组织每千克食物中不得超过1 mg的标准。此外，在方便面的面块和调料包中，人体必需的营养素——蛋白质、脂肪、碳水化合物、矿物质、维生素基本都具备了，只是营养素含量高低不同。在煮方便面的同时放些新鲜绿叶菜、一个荷包蛋等，就是合理美味的膳食搭配，一样能保证充足的营养。

第四部分 常见食品安全相关知识篇

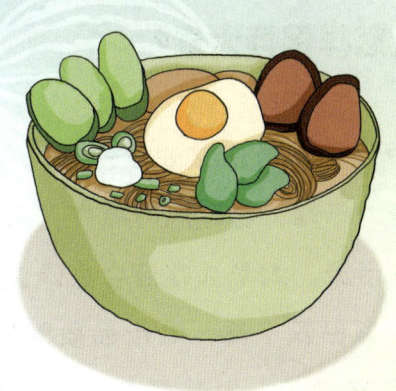

4. 方便面饼生产中会添加防腐剂吗？

由于干面饼的水分含量很低，《食品安全国家标准 方便面》（GB 17400—2015）中规定：油炸面饼的水分含量≤10%，非油炸面饼的水分含量≤14%。水分活度低，不适合微生物生长。因此，面饼的生产过程中一般不需要添加防腐剂。

5. 家庭应怎样保存大米？

家庭生活中保存大米应该注意防潮、隔热，尽可能把大米存放在阴凉、干燥、易通风的地方，避免高温、光照，防止霉变和鼠虫污染。大米久存后会色泽变暗，香味消失，出现糠酸味，米饭黏性下降，食用品质降低。家庭一次性购买大米数量不宜过多，尤其是在夏季，空气湿度较大，大米极易受潮发霉，理应少存，最好随买随吃，开袋后应尽快食用完。

6. 小麦粉越白越好吗？

小麦胚乳中含有胡萝卜素和类胡萝卜素，刚磨出的小麦粉呈淡黄色，在空气中氧化后会逐渐消失变白。添加氧化剂可加快氧化进程，使面粉在较短的时间内变白，但此过程会破坏面粉中的其他营养素，如会影响小麦粉中维生素A原的含量，并造成维生素E和维生素K损失，对维生素B_1、维生素B_2也有少量影响。目前国家已明令禁止使用增白剂使面粉变白。因此，小麦粉并非越白越好。

7. 如何选购与保存小麦粉？

选购小麦粉可参照以下 3 个方法：

（1）"看"：看包装上是否标明厂名、厂址、生产日期、保质期、质量等级、产品标准号等内容。看包装封口线是否有拆开后重新封口的痕迹。看面粉颜色，面粉的自然色泽为乳白色或略带微黄色。

（2）"闻"：正常的面粉具有麦香味，没有异味或霉味。

（3）"选"：从健康角度讲，面粉应首选全麦粉和标准粉。

可根据不同的用途选择相应品种的面粉。制作面条、馒头、饺子等要选择面筋含量较高，有一定延展性、色泽好的面粉；制作糕点、饼干则选用面筋含量较低的面粉。

面粉应保存在避光通风、阴凉干燥处，潮湿和高温都会使面粉变质。面粉在适当的贮藏条件下可保存一年，保存不当会出现变质、生虫等现象。在面粉袋中放入花椒包可防止生虫。

8. 为什么食用吊浆粑会引起中毒？

吊浆粑是用吊浆面制作而成的食物。吊浆面通常是用各种粗粮放于水中浸泡后，将其磨成浆状，用可滤水的袋子悬吊，从浆中挤出水分而成湿团粉状的面。吃吊浆粑易致中毒，这是因为一种称为"椰毒假单胞菌酵米面亚种"的细菌污染了吊浆面以后，在吊浆面中生长繁殖，并释放出一种毒性极强的毒素（米酵菌酸），对人体的肝、肾、心、脑等重要器官产生严重损害，其死亡率高达40%～100%。

米酵菌酸的耐热性极强，经100℃煮沸和高压也不能破坏，所以无论制成何种食品、无论采用何种日常的烹煮方法，都不能破坏其毒性，进食后仍可引起食物中毒。被椰毒假单胞菌酵米面亚种污染的吊浆面，肉眼可见明显的变质，会有粉红、绿、黄绿、黑等各色霉斑，有明显的霉味和陈腐味。鉴于食用"吊浆粑"等发酵米面食品容易引发米酵菌酸中毒，且中毒后无特效救治药物，病死率高，建议谨慎制作和食用此类食品。

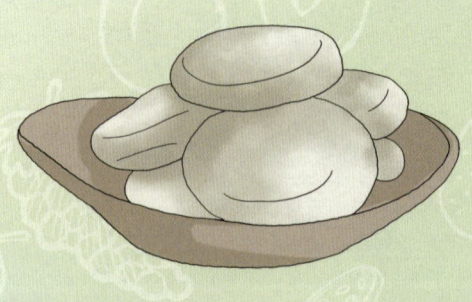

第四部分 常见食品安全相关知识篇

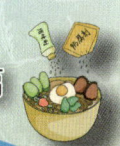

9. 易引起米酵菌酸中毒的食品主要有哪些?应该如何预防?

米酵菌酸是由椰毒假单胞菌酵米面亚种在特定温度和生长条件下才会产生的小分子毒性代谢产物。近年来研究发现,除家庭制作的泡发谷物自发酵食品(如发酵玉米面、糯米汤圆、吊浆粑等)外,变质鲜银耳和变质薯类食品等也是容易导致此类中毒的主要食品。

还有部分地区有食用泡发时间过长的黑木耳而引起中毒的报道。分析原因主要是这些中毒事件中木耳在水里浸泡的时间过长,再加上天气潮湿、周边环境不干净(比如浸泡容器没洗干净、留有食物残渣等),木耳本身携带的椰毒假单胞菌就会大量繁殖,分泌出剧毒的米酵菌酸,一旦食入后易导致中毒。

其实,在保持良好卫生环境下的普通家庭,消费者当天短时间正常浸泡的黑木耳是可以放心食用的,在浸泡过程中产生米酵菌酸的可能性非常低。

10. 如何预防米酵菌酸中毒？

预防米酵菌酸中毒有以下几种方法：

（1）建议每次用冷水短时间浸泡（最长不宜超过 4 h），不食用浸泡过夜或浸泡时间超过 24 h 的黑木耳。如果用热水泡，时间还要更短。

（2）建议每次按当餐食用量的木耳进行浸泡，尽量当天吃完。若泡过的木耳吃不完，可以倒掉水，放入冰箱保存，尽快食用。

（3）黑木耳浸泡后如果闻到有异味，或者手摸感觉有黏液产生，说明变质，请立即丢弃不可食用。

（4）保持良好的厨房卫生环境，不留剩饭剩菜，及时洗净餐具，不留食物残渣。

（5）如果食用后出现中毒症状，需立即就近到医院治疗。

第四部分 常见食品安全相关知识篇

三、油脂及其制品

1. 如何选择食用油?

我们平时吃的食用油的种类,可以依据它们所含脂肪的种类大致分为以下几类:高油酸型、高亚油酸型、高亚麻酸型和高饱和脂肪酸型等。

(1)高油酸型食用油的代表是橄榄油和茶油,这类油中油酸含量很高。油酸是一种单不饱和脂肪酸。

(2)高亚油酸型食用油的代表是大豆油、玉米油、葵花籽油、红花油、小麦胚芽油等。亚油酸是一种人体必需的脂肪酸,人体本身不能合成,只能通过饮食摄入,具有非常重要的生理作用。

(3)高亚麻酸型食用油的主要代表为亚麻籽油、紫苏油、核桃油和牡丹籽油等,这类油脂中主要富含α-亚麻酸。α-亚麻酸也是一种人体必需的脂肪酸,它可以在人体内转化为二十二碳六烯酸(DHA)和二十碳五烯酸(EPA)等重要物质。

(4)高饱和脂肪酸型食用油的主要代表是棕榈油、椰

食物中毒与食品安全的那些事

子油等,主要含有相当多的饱和脂肪酸,非常容易凝固,耐热性好。这类油脂过多吃进体内后可能会增加胆固醇。

总之,没有一种油是十全十美的,不同的食用油有各自的优点,要经常换着吃,这样才可以取长补短。消费者应根据自身的健康状况、烹调习惯、经济条件等,有目的地选择,并且经常调换品种,实现油品消费多样化,且应注意食用要适量,不要顿顿"油太大"哦。

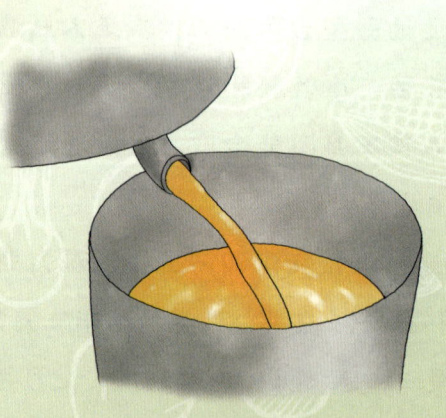

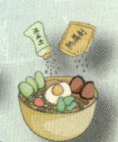

第四部分 常见食品安全相关知识篇

2. 农家自榨油真的比市售的食用油更安全、更有营养吗?

不是。

农家自榨油是没经过精炼加工的初级油,又被称为粗油,含杂质多且易氧化变质,不宜长期储存。粗级油要进行精炼,除去杂质,脱色、除味之后才能销售,精炼后的油稳定性更好。

农家自榨油并不比市售的食用油更安全。正规榨油厂有严格的生产卫生环境要求,对原料的农药残留、霉变等均有严格把关,家庭自榨油则难以控制。家庭自榨油因没有加入抗氧化剂等保护剂,油脂易被氧化,容易造成酸价和过氧化值超标。不过,家庭自榨油由于没有经过精炼,维生素E和植物甾醇等容易随着精炼而被去除的这些物质会保留多一些。但对于食品来说,安全第一位的,精炼所损失的营养,可以从其他的食物中获得。

3. 购买和存放食用油时应该注意哪些问题?

在选购食用油时,首先,应根据家庭人口的数量尽量选择小包装的食用油,以减少油脂存放时间;其次,宜选

食物中毒与食品安全的那些事

择密封性较好的储存容器以减少食用油与空气的接触，使用过后尽量拧紧，避免空气进入。

食用油的储存应该注意以下2个方面：一是要把食用油尽量存放在避光、低温的地方，避免食用油的氧化、酸败，以减慢氧化反应的速率；二是要避免污染。

4. 动物油到底能不能吃？应该怎么吃？

植物油和动物油都是由各种脂肪酸构成的。与植物油相比，一般认为动物油含有的饱和脂肪酸含量较高，因此熔点较高，室温下呈固态。当然也有例外，比如，棕榈油虽然是植物油，其中的饱和脂肪酸含量却比猪油还高；鱼油虽然来自动物，但脂肪酸的不饱和程度却比花生油还高。人们除了害怕动物油中的饱和脂肪，还害怕其中的胆固醇，但是根据最新科学研究发现，食物中的胆固醇其实对血脂的影响并不像原先认为的那么大。因此，适当吃点儿动物油，并没有那么大危害。

一般常用猪油、牛油等动物油来进行食物的高温煎炸。由于猪油、牛油等动物油的热稳定性比植物油好，所以高温下产生的有害物质比较少，同时营养物质损失也较小。动物油中也含有一些脂溶性维生素等，因此可适量食用动物油。

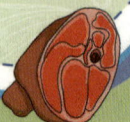

四、肉及肉制品

1. 生熟肉为什么要分开加工?

未经烹饪的肉类容易被沙门菌、金黄色葡萄球菌、单核细胞增生李斯特菌等致病菌污染,极易因为摄入被这些细菌污染的食品而引起食源性疾病。菜刀和砧板作为厨房食物加工的直接接触物,在切割生食时,如生肉、生菜时,食物中的细菌、寄生虫卵等会残留在上面,若接着又用其切割熟食,细菌则会以菜刀和砧板为媒介直接污染熟食。这些细菌即使清洗和开水烫一下都不能将它们彻底清除,所以家中应必备至少两把菜刀和两块砧板,生熟分开使用。此外,在选购、运输和储存食品等各个环节都应该注意生熟分开,保障食品安全。

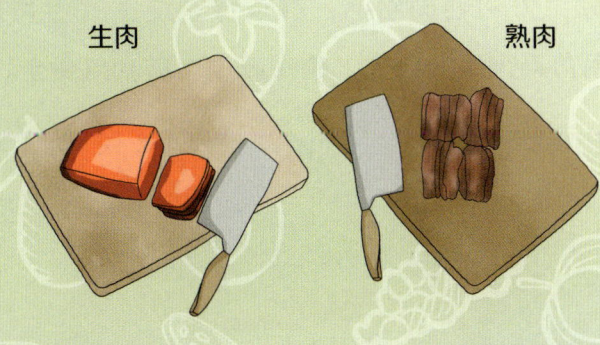

生肉　　　　　　熟肉

2. 熟肉制品可能存在哪些食品安全问题？应该如何预防？

一般情况下，现场加工、散装销售的熟肉制品容易出现食品安全问题，而正规超市、市场售卖的预包装熟肉制品中食品安全问题相对较少，但是如果原料肉出现问题，或储存运输不当，也可能存在食品安全问题，需关注。

预防熟肉制品中的食品安全问题需要注意以下2点：

（1）预防致病菌污染。熟肉制品含有丰富的脂肪和蛋白质，十分有利于致病菌的生长繁殖。因此，对于长时间放置的熟肉制品，尤其是在高温的夏季，极易孳生细菌，食用后可能会导致腹泻、呕吐等食物中毒症状。因此在日常选购中，应注意生产日期和保存条件等，尽量选择新鲜加工的熟肉制品，并按产品标签的要求正确、合理地储存食品，购买后尽快食用。

（2）预防寄生虫污染。应从正规渠道购买，选择正规生产厂家生产的熟肉制品，并确保家庭烹饪时烧熟煮透，隔夜食用前再彻底加热等，确保熟肉制品食用安全。

第四部分 常见食品安全相关知识篇

3. 熟肉制品应该如何正确加工、安全储存?

理论上烧熟煮透后的肉制品已经不含有常见的致病菌和寄生虫,但由于外界存在大量微生物,且熟肉制品本身富含营养素和水分等,如果不立即食用,在常温下保存时间过久,很可能存在微生物生长繁殖,发生交叉污染,导致腐败变质。因此,熟肉制品在加工和储存过程要特别注意避免生熟交叉污染。比如:做好的熟肉放到盛放过生肉的容器中,虽然肉制品已彻底加热煮透,但仍然会因加工存放中被致病菌污染而导致食物中毒。

此外,熟肉制品加工过程可能会使用添加剂,如亚硝酸盐。亚硝酸盐在我国属于允许限量使用到肉制品中的添加剂,它既可以保持肉制品良好色泽,又可以抑制细菌生长繁殖。但需特别提醒的是:亚硝酸盐必须安全存放,尤其是避免与食盐混放,避免因误用导致中毒或死亡事件的发生。

五、水果蔬菜类

1. 表面有一层"蜡"的水果能吃吗？

水果表面的蜡分为两大类：一类是水果表面本身带有的天然蜡质，这是植物自身分泌出的，它可有效避免水果快速失去水分以及防止外界微生物、农药等入侵果肉，起到保护作用，对人体无害；另一类是人工给水果打蜡，主要目的是保鲜、防腐。一般应季水果和当地水果不会使用食用蜡，而反季节水果和进口水果因为需要长期储存和长途运输，其表面大多会利用食用蜡保鲜。我国《食品安全国家标准 食品添加剂使用标准》（GB 2760—2014）*对在水果表面使用的食用蜡做了相关规定，如果严格按照国家相关标准给水果打蜡，是可以保障食品安全的。

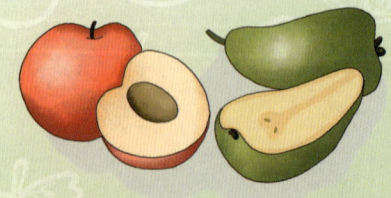

第四部分 常见食品安全相关知识篇

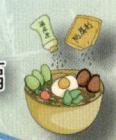

2. 为什么胡萝卜要炒着吃？

胡萝卜中含有丰富的胡萝卜素、维生素 B_1、维生素 B_2、维生素 C、维生素 D、维生素 E、维生素 K 和叶酸、膳食纤维、钙等多种营养物质。其中最主要的营养素是胡萝卜素，它在人体内能够转化为维生素 A，对视力，尤其是暗适应有好处。

胡萝卜素是脂溶性的，也就是说要溶解在油脂中才能够被人体更好地吸收利用，所以胡萝卜炒着吃更有利于人体对其营养素的吸收。

3. 腌制蔬菜能吃吗？

腌制蔬菜中含有对人体有益的物质，如活性乳酸菌等，但同时也会产生亚硝酸盐等有害成分，这是因为蔬菜本身含有硝酸盐，在腌制过程中被微生物分解或与还原酶作用转变成亚硝酸盐。亚硝酸盐是一种强氧化剂，在限量以内不会危害人体健康，只有过量摄入才会引起急性中毒。

食用腌制蔬菜前最好用热水清洗，以去除可能存在的亚硝酸盐。另外，腌制蔬菜属于高盐食品，经常食用不仅会加重肾脏负担，还会损害胃肠道黏膜，因此建议尽量少食用。

食物中毒与食品安全的那些事

4. 为什么新鲜黄花菜不能吃?

因为新鲜黄花菜的花粉中含有秋水仙碱。秋水仙碱本身无毒,但在人体内会氧化成毒性很大的二秋水仙碱。二秋水仙碱对人体的胃肠道和呼吸系统具有强烈的刺激作用,可使人出现腹痛、腹泻、呕吐等中毒症状。在处理新鲜黄花菜时应摘掉花蕊,这样可去除大部分的秋水仙碱,再经过曝晒、高温熏制或水煮后,可使黄花菜无毒。

5. 隔夜蔬菜能吃吗?

蔬菜本身并不含有亚硝酸盐,但是通过炒制并且随着放置时间的延长,剩菜中亚硝酸盐的含量会不断增加,在叶菜中尤为明显。但是,剩菜中的亚硝酸盐到底会不会对人体造成危害呢?这主要取决于剩菜中的亚硝酸盐含量。一般叶菜剩菜中的亚硝酸盐含量为 2 mg/kg,而导致人体中毒的亚硝酸盐含量为 200 mg/kg。因此,在较短时间食用密封后冷藏的隔夜菜不会对健康造成危害,但发生腐败变质的隔夜菜千万不可再食用。从营养学的角度来说,新鲜蔬菜的营养素含量均会高于剩菜,故建议大家还是按需适量制作,当天现炒当天吃完。

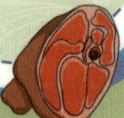

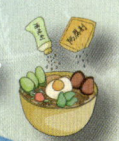

第四部分 常见食品安全相关知识篇

6. 蔬菜水果类食品中常见的食品安全隐患有哪些？如何能有效去除蔬菜水果的农药残留？

蔬菜水果类食品中常见的食品安全隐患就是农药残留问题。日常生活中我们如果做到以下几点，可以有效地去除蔬菜水果的农药残留，大大避免农药中毒带来的危害。

（1）清水浸泡洗涤法。主要适用于水溶性农药残留。先用水冲洗掉蔬菜水果表面的脏东西，再用清水浸泡 15 min 左右，必要时可加入一定量的果蔬清洗剂，使农药能够溶解。浸泡后用清水冲洗 2~3 次，基本上可清除绝大部分残留的农药成分。

（2）碱水浸泡洗涤法。主要适用于有机磷农药和氨基甲酸酯类农药残留。首先配制碱水（在 500 mL 清水中加入食用碱 5~10 g），然后将经初步冲洗后的蔬菜水果放入碱水中（根据菜量多少配足碱水）。浸泡 5~10 min 后，用清水冲洗蔬菜水果，重复冲洗 3 次左右效果更好。

（3）清洗去皮法。对带皮的蔬菜水果，农药绝大部分是残留在表/外皮部位，可以用刀具削去含有残留农药的表/外皮，只吃肉质部分，这样既可口又安全。

（4）加热降解法。由于有机磷农药与氨基甲酸酯类农药随着温度的升高分解速度会加快，所以先用清水将蔬菜水果表面的脏东西洗净，放入沸水中 2~5 min 捞出，然后

食物中毒与食品安全的那些事

用清水冲洗1~2遍后再制成菜肴。

（5）储存保管法。农药在空气中经过一段时间后能够缓慢分解为对人体无害的物质。因此，对一些易于保管的蔬菜水果，可通过一定时间的存放来减少农药残留量，一般应存放10~15 d。同时建议不要立即食用新采摘的未削皮的瓜果。

7. 吃水果应该削皮吗？

果皮中含有维生素、矿物质、膳食纤维等丰富的营养成分。但是，水果经过采摘、运输、销售，果皮上可能会沾染多种致病菌，而且在水果种植过程中，通常会使用一些农药。水果表面的细菌或化学物质，如不能有效去除，可能会对人体健康造成危害。世界卫生组织针对中国国民的建议是：对根块类蔬菜和水果要彻底削皮，对叶菜和某些水果（比如葡萄）要用安全的水充分浸洗。权衡利弊，建议水果削皮食用，否则一定要彻底浸泡、清洗。

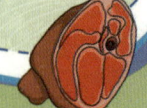

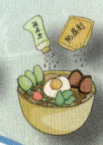

第四部分 常见食品安全相关知识篇

8. 霉变的水果还能吃吗?

水果营养丰富、水分充足,为霉菌等微生物生长创造了天然环境,一旦受到微生物侵染极易发生霉变。很多人会将水果霉变部分去掉后,食用其外观正常部位。殊不知,水果腐烂后,霉菌在代谢过程中会产生各种有害物质,其中最常见的是展青霉素。动物实验提示,展青霉素具有强烈的神经毒性、细胞毒性、致畸和致癌作用,也会引发胃肠功能紊乱、肾脏水肿等病症。有专家建议,霉烂1/3以上的果实就要整个丢弃,不可食用。

为减少浪费,应注意在水果储存过程中控制合适的温度和湿度,保持通风,减少腐烂霉变现象发生。

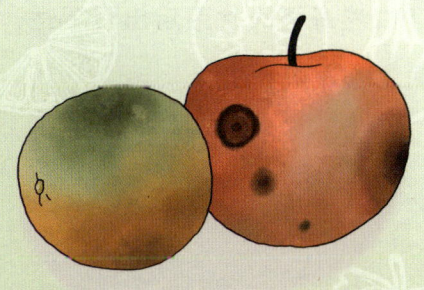

食物中毒与食品安全的那些事

9. 霉变甘蔗能吃吗？如何辨识霉变甘蔗？应该如何预防霉变甘蔗中毒？

霉变甘蔗不能吃。

霉变甘蔗可通过以下3点辨识：①霉变甘蔗外表可能有霉斑，按压质地较软；②切开后瓤部的色泽比正常甘蔗深，一般呈浅棕色，蔗心发红或发灰，甚至有时还能看到毛茸茸的菌丝；③闻之有霉味或酒味。

预防霉变甘蔗中毒需要做到以下4点：①甘蔗尽量现买现吃，因为甘蔗如果储存不当很容易变成霉变甘蔗。②看到霉变甘蔗，千万不要买；万一买到霉变甘蔗，也一定要坚决将其丢弃；对于来路不明的甘蔗汁，也尽量不要购买。③儿童对霉变甘蔗的分辨力不足，很容易因误食而导致中毒，且其神经系统的症状往往比成年人重，家长应引起重视。④如果不小心食用了口感奇怪的甘蔗后出现不适，应及时前往医院就诊并告知医生甘蔗进食史。

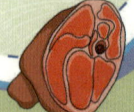

第四部分　常见食品安全相关知识篇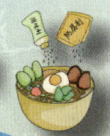

六、蛋及蛋制品

1. 怎样判断鸡蛋是否新鲜?

判断鸡蛋是否新鲜可通过以下几个方法：

（1）蛋壳：表面清洁程度和完整程度。蛋壳应完好无损、无裂纹，且无鸡粪和其他污染物。

（2）蛋重和气室：通常鸡蛋重 40～75 g，同样个头大小的鸡蛋，重量轻、气室大的是陈蛋。

（3）内容物新鲜度：鲜蛋打开后椭圆状突起明显，浓厚蛋白较多较稳固，蛋黄完整呈半球形，颜色自然，系带膜状层明显可见，粗韧有弹性，胚胎无发育现象，无异味；陈蛋打开后较松散，浓厚蛋白较少，蛋清稀薄，摊开面积大，蛋黄扁平，系带膜状层不明显。

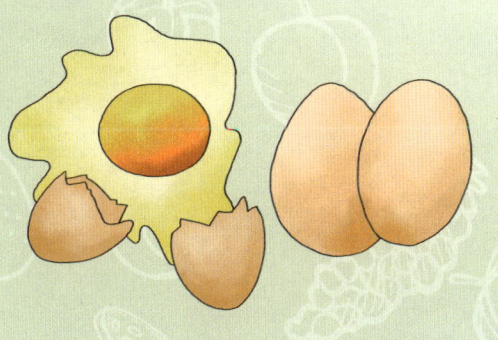

食物中毒与食品安全的那些事

2. 蛋及蛋制品可能存在哪些食品安全问题？怎样预防？

蛋类具有丰富的营养，所以除了环境湿度及鸡蛋生理特性等因素导致变质外，蛋类本身在生产、储存、运输和销售过程中也容易受到微生物的污染而腐败变质，这也是蛋制品最常见的食品安全风险来源。肠杆菌、微球菌、假单胞菌、芽孢杆菌、霉菌或寄生虫卵等最为常见，其中肠杆菌科的沙门菌属为最主要的致病菌。

预防蛋及蛋制品的食品安全问题主要需注意以下几点：①忌吃生鸡蛋，食用前一定要充分煮透或炒熟；②忌将鸡蛋跟其他食品混放，以避免污染其他食物；③忌将鸡蛋放置过久，以避免适宜条件下细菌繁殖。

第四部分 常见食品安全相关知识篇

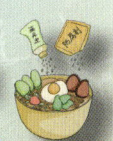

七、水产品

1. 为什么食用鱼籽会中毒?

鱼籽含有蛋白质、钙、磷、铁及维生素等营养元素，营养丰富，适当食用是可以的。但并不是所有的鱼籽都可以食用，有的鱼籽中含有毒素，比如淡水石斑鱼和鲶鱼的鱼籽，食用后会出现恶心、呕吐、腹痛、腹泻、头晕、头痛，有时会出现口干、出冷汗、眩晕、心跳加快且心律不齐、胸闷，严重者出现痉挛、抽搐、昏迷，病情发展迅速可导致死亡。另外，由于鱼籽的营养非常丰富，组氨酸含量很高，因此保鲜比较困难，保鲜不到位就容易让组氨酸转化为有毒的组胺，所以吃鱼籽必须保证其新鲜度，隔夜鱼籽一定不能吃。

鱼籽中毒后，应立即催吐或导泻，排出胃中残余毒素，减少吸收，并及时就近前往医院救治。

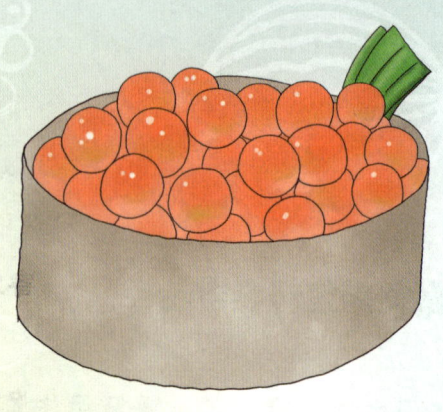

2. 听说紫菜含"砒霜",吃紫菜安全吗?

砷元素的各种化合物在自然界普遍存在,分为无机砷和有机砷。对人体有危害的主要为无机砷,其中最常见的就是俗称"砒霜"的三氧化二砷,而有机砷的毒性很低。

紫菜等海藻中的砷绝大多数以有机砷形态存在,所以说"紫菜含砒霜"是夸大其词,是一种错误的导向。根据科学计算,每天至少吃 650 g 干紫菜才有可能引起砷摄入过多,而按照人们的日常饮食习惯,紫菜只是作为一种色香味的调剂,用量少,根本不可能引起所谓的"中毒"。

3. 如何避免吃小龙虾引起的食品安全风险？

小龙虾营养丰富，味道鲜美，很多人喜欢夏天边吃小龙虾边喝啤酒。但是，食用小龙虾导致的原因不明的横纹肌溶解症时有发生，此外小龙虾还可能携带寄生虫。

要预防吃小龙虾引起的食品安全问题，首先要从正规渠道购买；其次，一定要烧熟煮透，尤其不要吃生的或者半生不熟的小龙虾，比较保险的做法是 100 ℃高温烧煮 10 min 以上；此外，建议一次不要食用超过 500 g（按照一般规格大小，相当于 15~20 只）。

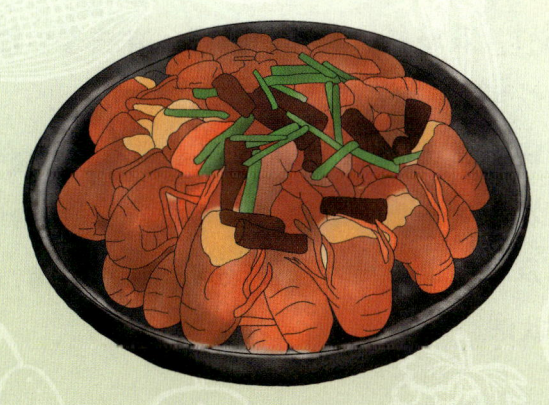

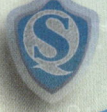

食物中毒与食品安全的那些事

4. 生吃牡蛎安全吗？

牡蛎肉肥爽滑，营养丰富，其中微量元素锌含量尤为丰富，深受消费者喜爱。特别是广西和广东部分地区居民为追求极致鲜美的口感，喜欢生吃牡蛎，殊不知生吃牡蛎导致感染诺如病毒的风险很大。诺如病毒是引发成人和儿童感染性腹泻的一种常见病毒，10～100个病毒粒子就能引起人类感染。一般加工方式不能完全消灭此病毒！

那么应该如何选购、怎么吃牡蛎才最安全呢？

首先，要购买鲜活、外壳完全封闭的牡蛎，不要挑选外壳已经张开的牡蛎；其次，加工时要保持清洁，生熟分开，少量多次烹制。因为一次性烹制太多，可能会造成受热不均，部分牡蛎没有熟透的情况；此外，在大排档、餐馆吃牡蛎时，最好能看着摊主开壳，有些没保存好的或者组装牡蛎都有可能存在卫生隐患。

如果在进食后1～2h内出现恶心、呕吐、腹痛、腹泻，或者伴有发烧、头痛、肌肉酸痛等症状，应及时清洗和消毒呕吐物及被污染的地方，彻底清洗污染衣物，病情严重的应立即就医。

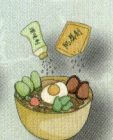

八、饮料类

1. 长期饮用咖啡会危害健康吗？

咖啡的主要成分是咖啡因和可可碱，另含蛋白质、脂肪、纤维素等营养成分。有研究表明，有规律地、适当地饮用咖啡会对健康产生一定的好处，可能降低罹患认知能力下降和帕金森病的风险，也可以改善哮喘症状。

但是过量饮用咖啡不好，摄入过量会对成人和儿童造成短期的不良影响，主要是与中枢神经系统有关的影响，如睡眠中断、焦虑和行为改变等。长期过量摄入咖啡因还会引起心血管相关问题。如果孕妇过量摄入咖啡因，则可能引起胎儿发育迟缓。

欧洲食品安全局最近的评估结果显示，每人每天摄入 400 mg 的咖啡因不会对一般人群（健康成人）产生健康影响。按照每杯咖啡（200 mL）含 90 mg 咖啡因计算，如不考虑其他食物带入的咖啡因，每天喝 4 杯咖啡是安全的。但对于一些咖啡因含量更高的咖啡品种，则应减少饮用量。此外，对于孕妇和哺乳期妇女，欧洲食品安全局建议每人

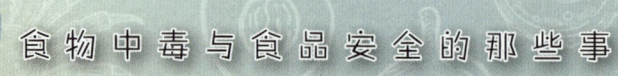

每天不应摄入超过 200 mg 咖啡因（约 2 杯）；而对于儿童和青少年，则建议每人每天摄入的咖啡因不应超过 3 mg/kg 体重。

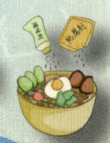

2. 奶茶中的植脂末会危害人体健康吗?

植脂末又称奶精,市售奶茶中多数会加入其用来替代牛奶,其主要成分有植物脂肪、玉米糖浆和植物蛋白等。植脂末中含有反式脂肪酸。现有资料表明,过量摄入反式脂肪酸可增加患心血管疾病的风险,但尚无明确证据表明反式脂肪酸与早期生长发育、2型糖尿病、高血压、癌症等疾病有关。

调查数据显示,植脂末中反式脂肪酸的含量并不高,且经过改良加氢工艺,可降低或消除反式脂肪酸的产生。世界卫生组织提出反式脂肪酸提供的能量不应超过总能量的1%,按照成人计算,为2.2 g左右。国家食品安全风险评估中心的评估结果显示,偶尔喝点奶茶,摄入较少量的反式脂肪酸是不会对健康造成危害的。

3. 喝弱碱性的水更健康吗?

水的酸碱性是由水中的离子决定的,如果氢离子含量较多,水就呈酸性;矿物质离子含量较多,水就呈碱性。但离子状态并不稳定,所以水在大多数情况下都呈中性。

目前没有证据证明水的pH值与健康有关。世界卫生组织制定的《饮用水水质准则》规定饮用水pH值的范围是

食物中毒与食品安全的那些事

6.6~8.5，与我国饮用水现行标准一致。正常情况下人体的 pH 值保持在 7.35~7.45，属于弱碱性。人体在正常的代谢过程中，会把 pH 值稳定在正常范围内，这种酸碱平衡不会轻易受食物或饮用水影响。

4. 反复烧开的水会有害人体健康吗？

水反复烧开一般有以下几种情况：

一种情况是水烧开了，凉了以后再重新烧开，这样煮沸一两次不会有什么安全问题。但有时用自动加热烧水壶（饮水机），只要温度低到一定程度就会自动重新加热。

另一种情况是，如果热水器中的水反复加热 10 多小时或几天而未更换，这种水中就可能会含有较高的健康危害成分，如加热元件及容器中溶出的有害物质，原水中含有的一些微量有害物质也会累积增加。

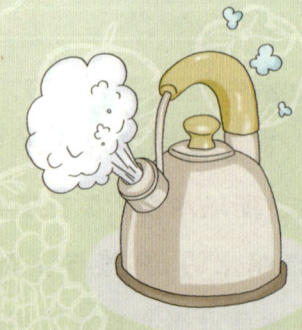

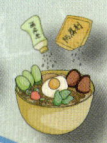

第四部分 常见食品安全相关知识篇

九、调味品

1. 糖精加到食品中安全吗?

糖精,也就是糖精钠,是国家允许使用的食品添加剂,可以用作甜味剂和增味剂。但是,在不同种类的食品中有使用限量的要求,例如果酱中每千克不超过 0.2 g。

只有按照国家标准规定的使用限量范围,正确规范地添加糖精到食品中才是安全的。

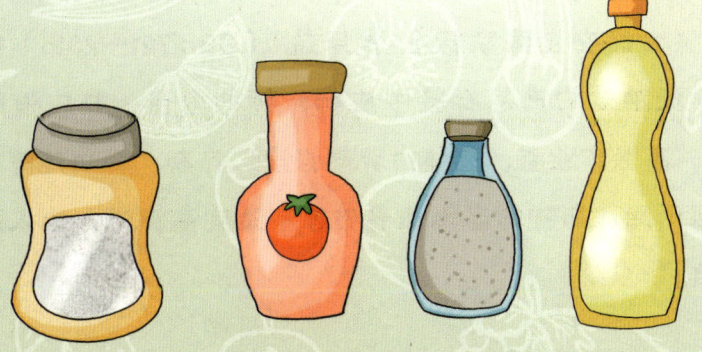

食物中毒与食品安全的那些事

2. 食醋可以用金属和塑料容器存放吗?

最好不要用金属和塑料容器存放食醋。因为食醋含有醋酸，具有一定的腐蚀作用，用金属或普通塑料存放可能会导致金属或者塑料单体化合物溶出。

3. 可以经常吃低钠盐吗?

可以。低钠盐又称低钠高钾盐，与普通食用盐的主要区别在于其中添加了10%~35%的氯化钾来代替氯化钠。经常食用低钠盐可以减少钠离子、增加钾离子的摄入，对于健康人群来说，可以减少罹患高血压、心脏病等疾病的风险，并不会带来健康危害，因此可以经常吃。

《食品安全国家标准 食用盐》（GB 2721—2015）中要求，低钠盐的产品标签中应标示钾的含量，并应清晰标示："高温作业者、重体力劳动强度工作者、肾功能障碍者及服用降压药物的高血压患者等不适宜高钾摄入的人群应慎用。"

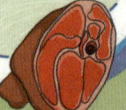

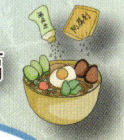

十、糖及蜂产品

1. 哪些人群不适合食用蜂蜜？

以下3类人群不适合食用蜂蜜。

（1）糖尿病人。蜂蜜的升血糖作用特别明显，所以糖尿病人是不能食用蜂蜜的。

（2）肝硬化患者。一般来说，乙肝患者非常适宜喝蜂蜜，因为蜂蜜提供的单糖不需要肝脏分解合成，可以降低肝脏的负担。但是，肝硬化患者却不宜多喝蜂蜜，蜂蜜基本等于甜毒药，过量摄入会影响肝病治疗效果，还会诱发肝性糖尿病等。

（3）感冒期的人群。感冒药最好不要和蜂蜜一起喝。蜂蜜具有润肺止咳的作用，如果咳嗽少痰，或痰少而黏，或者干咳无痰，可以冲泡蜂蜜喝。但很多感冒药，如泰诺、感立克、感冒清等都含具有解热镇痛作用的对乙酰氨基酚，它遇到蜂蜜会形成一种复合物，影响机体对药物的吸收速率，从而减弱退烧作用。所以，如果正在服用退烧药或含退烧成分的感冒药，不宜同时服用蜂蜜。

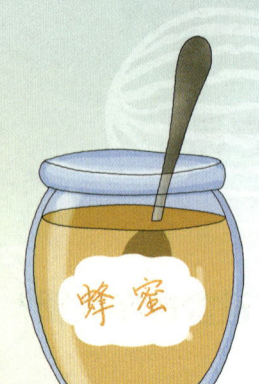

2. 婴儿可以食用蜂蜜吗？

婴儿不可以食用蜂蜜。蜂蜜在酿造中容易受到肉毒杆菌的污染，因为蜜蜂在采取花粉过程中有可能把被肉毒杆菌污染的花粉和蜜带回蜂箱。肉毒杆菌芽孢适应能力很强，在 100 ℃ 的高温下仍然可以存活。这些芽孢对成人和大于 1 岁的儿童无害，因为他们的身体已经有抵御芽孢的防御系统。但是婴儿胃肠功能较弱，肝脏的解毒功能又差，尤其是年龄小于 6 个月的婴儿，肉毒杆菌容易在肠道中繁殖并产生毒素，从而引起人体中毒。

3. 清晨空腹第一杯水就饮用蜂蜜水有利于健康吗?

清晨空腹饮用一杯蜂蜜水不利于身体健康。蜂蜜水中含有相应的糖分,不是以单纯水的形式存在。饮用后,蜂蜜中的果糖要经过人体代谢转化为葡萄糖,才能被人体所吸收利用,这样就失去了清晨第一杯水清扫身体内环境的作用。因此,清晨空腹第一杯水饮用温开水更有利于健康。

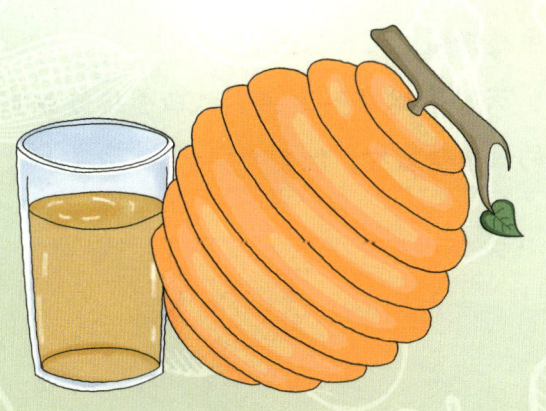

4. 如何鉴别真假蜂蜜？

鉴别真假蜂蜜有以下3种方法：

一闻：真蜂蜜有天然的花香味气息，而假蜂蜜有的是蔗糖味、香料味。

二看：一种方法是看蜜的浓度。可取1杯水，加入少许蜂蜜，真蜂蜜会很快沉入杯底，慢慢搅动时，会有丝丝连连的现象；假蜂蜜则很快溶到水里。另一种方法是取1根筷子插入蜜中，垂直拉起，浓度高的蜂蜜往下淌得慢，黏性大，可拉丝；假蜂蜜或浓度低的蜂蜜则反之。还看结晶，一般纯天然的蜂蜜在13~14℃时容易结晶，能够全部结晶的蜂蜜一般含水量低、浓度高，不易变质，是优质蜂蜜，用手搓捻时手感细腻、无沙粒感。

三尝：天然的蜂蜜味道甜润，口感绵软细腻，余味清香；掺假的蜂蜜味虽甜，但夹杂着糖味、香料味。

第四部分　常见食品安全相关知识篇

十一、婴幼儿特殊膳食

1. 能用婴儿配方奶粉取代母乳喂养吗？

婴儿配方奶粉不能取代母乳。纯母乳喂养是指婴儿出生后6个月内完全以母乳满足婴儿的全部液体、能量和营养需要的喂养方式。而婴儿配方奶粉以乳类及乳蛋白制品为主要原料，加入适量的维生素、矿物质和（或）其他成分构成，其能量和营养成分能够满足0~6月龄婴儿的正常营养需要。虽然婴儿配方奶粉在一定程度上可以作为母乳代用品，但与之相比，母乳具有极大优势。

正常的人类乳汁含有人类生命发展早期所需要的全部营养成分。①母乳所含蛋白质低于牛奶，仅为牛奶含量的1/3，能减轻婴儿的肾脏负担；同时以乳清蛋白为主（占总蛋白含量的60%），易于消化吸收；其中的牛磺酸含量较高，是婴儿大脑及视网膜发育所必需的物质。②母乳中的脂肪丰富，且含有丰富的脂肪酶，可帮助消化，如含有的长链多不饱和脂肪酸花生四烯酸（ARA）和二十二碳六烯酸（DHA）为脑及视网膜发育所必需。③母乳中乳糖含量较高，不仅可为婴儿提供能量，而且它在肠道中被乳酸菌利用后产生乳酸，可促进肠道内钙的吸收并抑制有害菌的生长。④母乳中矿物质含量更适合婴儿的需要，更适合婴儿的肾脏及肠道对渗透压的耐受能力，避免腹泻或增加肾脏负担。

除满足婴儿的营养需要，母乳喂养的优势更体现在有利于增进母子感情以及有益于母婴健康方面。母乳中含有许多免疫活性物质，可促进婴儿免疫系统的成熟，抵抗感染性疾病，特别是呼吸道及消化道的感染，也可显著降低婴儿腹泻的发病率，以及抵抗肺炎、中耳炎、菌血症、脑膜炎及尿道感染等感染性疾病，也可降低儿童期肥胖、肿瘤等非感染性或慢性疾病的发病率。由于母乳中所含蛋白大部分为婴儿的同种蛋白，也有利于预防儿童过敏性疾病的发生。此外，母乳喂养可降低母亲患乳腺癌的发病率。所以，国际有关组织和我国政府都大力提倡母乳喂养，并建议坚持到2岁。

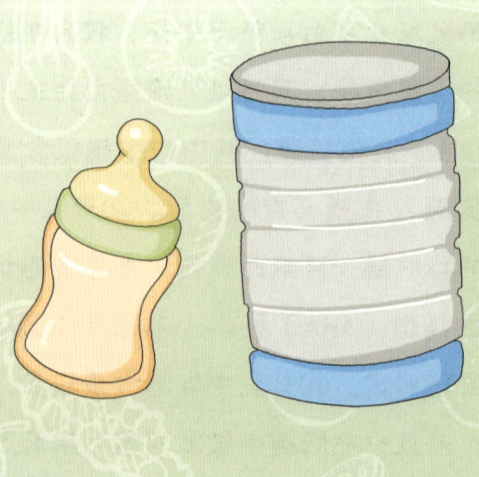

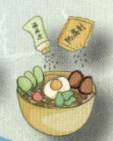

2. 国外代购的婴幼儿配方奶粉比国产奶粉好吗？

很多人都认为国外的配方奶粉比国产奶粉好，但实际则不然。

首先，从营养成分看，不同国家婴幼儿配方奶粉是根据本国的相应标准来生产的，而不同国家的标准又是根据本国婴幼儿的实际营养需要制定的。国外配方奶粉的目标人群是本国自己的婴幼儿，而不是我国的婴幼儿，因此国外的配方奶粉不一定完全适合我国婴幼儿。比如我国婴幼儿配方奶粉标准中铁的最低含量为 0.42 mg/100 kcal，而美国婴幼儿配方奶粉标准中铁的最低含量为 0.15 mg/100 kcal，约是我国的 1/3，这与孕妇铁营养状况、婴幼儿的铁储备等因素有关。如果中国婴幼儿长期吃美国的婴幼儿配方奶粉，就有可能会出现缺铁的情况。

其次，从奶粉品质看，国外的配方奶粉也有是否正规、品质好坏之分。近年来，国外配方奶粉的安全事件也时有发生，特别是一些非正规的"海淘产品"。因此，广大消费者还是不要盲目相信国外代购的婴幼儿配方奶粉，国内正规企业生产的婴幼儿配方奶粉也是有充分质量保证的。如果要购买国外奶粉，应选择正规企业通过正规渠道进口到中国的产品。

 食物中毒与食品安全的那些事

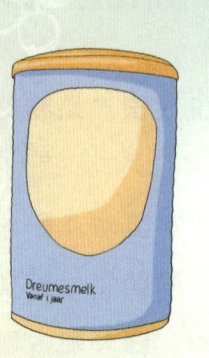
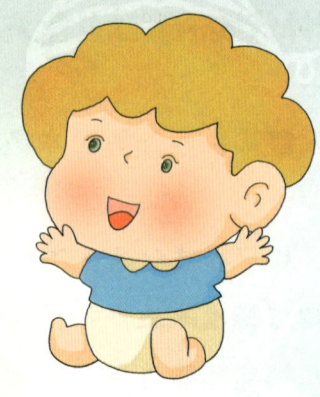

3. 婴幼儿配方奶粉中可能存在哪些主要的食品安全问题？应该如何预防？

婴幼儿配方奶粉如果在冲调、存放时操作不当，很可能被环境中的阪崎克罗诺杆菌污染而带来危害。阪崎克罗诺杆菌最容易袭击1岁以下，特别是早产、出生体重偏低、免疫力低下的婴幼儿，可引起新生儿脑膜炎、菌血症等严重疾病，死亡率高达20%~50%。一是因为婴儿的胃酸pH值比成人高，对细菌的杀伤力还不够强，阪崎克罗诺杆菌可以安全抵达婴儿肠道中，并在那里避难、生存；二是因为婴儿的血脑屏障还未发育完全，阪崎克罗诺杆菌可趁虚而入，轻松进入婴儿脑部引发脑膜炎。

第四部分 常见食品安全相关知识篇

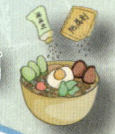

预防婴幼儿配方奶粉被阪崎克罗诺杆菌污染的方法有如下几项：

（1）重视喂哺和冲调婴幼儿配方奶粉的器具的清洁卫生，必须及时清洗、消毒，防止环境或者器具中有阪崎克罗诺杆菌存在而污染婴幼儿配方奶粉。

（2）婴幼儿配方奶粉应使用不低于 70 ℃ 的热水冲调，并且冲调后应在 2 h 内尽快喂哺。

（3）如需预先冲调，冲调后应快速冷却且存放在温度不超过 5 ℃ 的冰箱内，并在冲调后 24 h 内饮用，喂哺前必须重新加热。

（4）婴幼儿在出生后 6 个月内，建议母乳喂哺。母乳喂养能帮助婴幼儿免受很多细菌的感染，目前未见纯母乳喂养的婴儿有感染阪崎克罗诺杆菌致病的病例报道。

（5）对于早产、体重低或免疫力低等高风险婴儿，应使用商业无菌的液态婴儿配方奶。

食物中毒与食品安全的那些事

十二、食品添加剂

1. 什么是食品添加剂？目前主要包括多少种类？

食品添加剂是指为改善食品品质和色、香、味，以及为防腐、保鲜和加工工艺的需要而加入食品中的人工合成或天然的物质。

食品添加剂具有以下几个特征：

（1）非该食品中天然存在，而是有意添加。

（2）能够改善食品品质或在食品生产过程中满足其他工艺目的需要。

（3）有化学合成的，也有天然存在的。

我国目前批准使用的食品添加剂有酸度调节剂、抗结剂、着色剂、防腐剂、抗氧化剂、增叶剂等23类。只要符合我国法律法规标准规定使用的食品添加剂就不会对人体产生健康危害。

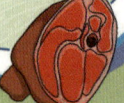

第四部分　常见食品安全相关知识篇

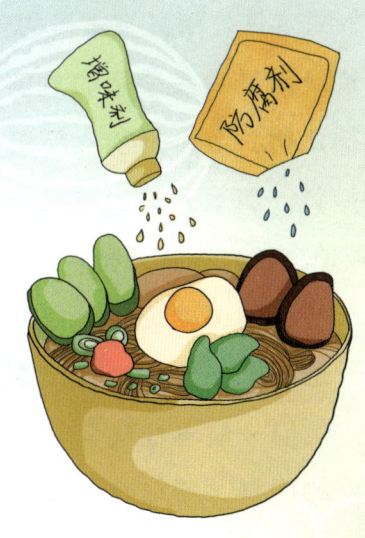

2. 为什么食品中要加入食品添加剂呢?

食品中加入食品添加剂的原因有以下 4 种:

(1) 让食品更营养、更卫生。日常摄入食品是为了满足营养需求,但是在食品自身的生产加工或者保存过程中,食品中的一些营养成分容易发生改变。比如:在食品生产加工过程中按照规定加入一些抗氧化剂或者防腐剂,就能有效避免营养素的损失;在一些食品中加入食品营养强化剂,可以提高食品本身的营养价值,对于防止营养不良和营养缺乏、促进营养平衡、提高人们的健康水平具有重要意义。

(2) 让食品更优质、更好看、更好吃。食品添加剂在

119

食物中毒与食品安全的那些事

保证食品的质量和稳定性方面具有重要的作用。食品的色、香、味等感观特征是衡量食品质量的重要指标，食品添加剂中的着色剂、护色剂、漂白剂及食品用香料等能够明显提高食品的感观特征，满足人们的不同需求。如：在巧克力中添加香料，能使巧克力风味独特。

（3）作为某些食品的必要配料或成分。随着生活水平的提高，人们对一些特殊膳食的需求越来越多。如：糖尿病患者越来越多，他们一般不能吃含糖的食品，但是人们对于甜味有着天然的喜好，所以需要特殊的"无糖食品"。我国批准使用的甜味剂就既满足这些糖尿病患者对甜味的喜好，又能够不造成糖的摄入量增加。

（4）便于加工包装或运输贮藏。食品添加剂有利于食品加工操作适应机械化、连续化和自动化生产，推动食品工业走向现代化。比如：使用乳化剂能使方便面面团中的水分均匀散发，提高面团的持水性和吸水力，有利于蒸煮等。

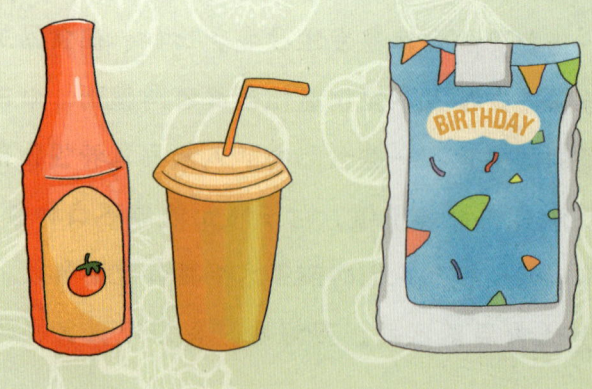

第四部分 常见食品安全相关知识篇

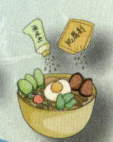

3. 食品中使用添加剂，会不会不安全？

目前，我国出台了一系列法律法规标准来规范食品添加剂的管理，涵盖了从食品添加剂的安全性评价、生产许可要求、使用要求、标签标识、监督管理及对违法行为的处罚等全过程。只要严格按照我国法律法规标准中规定的适用范围、食品品种和使用量规范地使用食品添加剂，就不会对人体产生健康危害。同时，法律要求食品生产加工企业必须严格按照国家的规定来使用食品添加剂，并在其食品标签上明确说明使用了哪些食品添加剂，以供消费者合理做出选择。此外，食品安全监管部门需对食品生产企业是否正确使用食品添加剂加强监督。

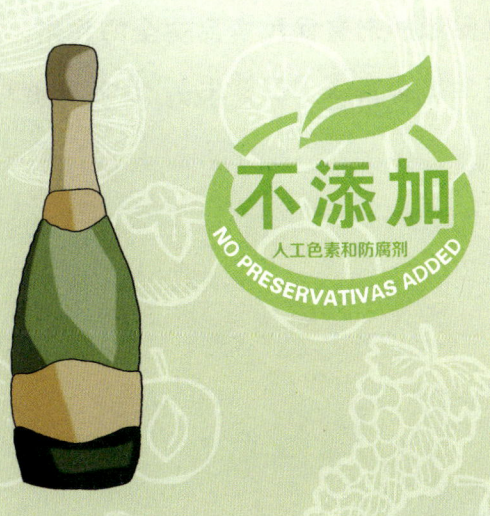

4. "不含防腐剂""零添加"的食品更安全吗?

不是。在食品中规范适量添加防腐剂主要是用来防止食品腐败变质，否则有些食品还未出厂就坏掉了。从这一角度讲，防腐剂使我们的超市货架更丰富、更安全。只要按照《食品安全国家标准 食品添加剂使用标准》（GB 2760—2014）规定正确规范使用防腐剂，就不会给消费者的健康带来危害。也有一些食品本身就不需要添加防腐剂，比如食糖、食盐等，因此这些食品声称"不含防腐剂"完全是一种营销策略。

"零添加"的食品并不靠谱。首先，完全不使用食品添加剂的食品在现代食品工业环境下已经很难找到，至少整个加工工艺链条中完全不使用加工助剂几乎不可能。其次，规范使用食品添加剂有保障食品安全的作用，"零添加"绝不可能在安全性上变成"优等生"，反而可能对消费者产生误导。

第四部分　常见食品安全相关知识篇

十三、食品接触材料

1. 什么是食品接触材料及制品？

《食品安全国家标准 食品接触材料及制品通用安全要求》（GB 4806.1—2016）规定"食品接触材料及制品"是指在正常使用条件下，各种已经或预期可能与食品或食品添加剂（以下简称"食品"）接触，或其成分可能转移到食品中的材料和制品。包括食品生产、加工、包装、运输、贮存、销售和使用过程中用于食品的包装材料、容器、工具和设备，及可能直接或间接接触食品的油墨、黏合剂、润滑油等。不包括洗涤剂、消毒剂和公共输水设施。

食品接触材料及制品按照材质分类主要包括塑料、橡胶、涂料、黏合剂、油墨、金属、纸、搪瓷、陶瓷、玻璃等产品。

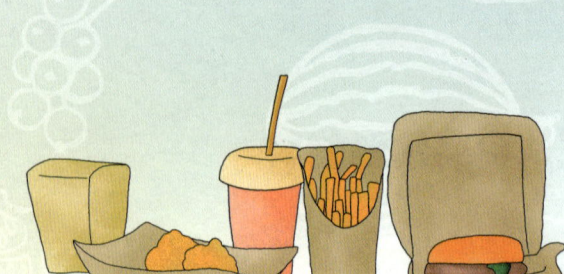

2. 食品接触材料及制品主要存在哪些食品安全问题？

食品接触材料及制品的食品安全问题主要来自于可能会从食品接触材料中迁移到食品中的小分子物质，比如金属制品中的铅、镉、砷等重金属，纸制品中的荧光增白剂，密胺餐具中的三聚氰胺，PVC 保鲜膜中的邻苯二甲酸酯类塑化剂等。在不当使用或储存食物过程中，当这些物质的迁移量超过了人体可耐受的水平时，就有可能对人体产生危害。

第四部分 常见食品安全相关知识篇

3. 怎样正确选购食品接触材料及制品？

消费者在选购食品接触材料及制品时可通过其感官和标识两种途径选择。

（1）感官判别：一是可观察食品接触材料有无破损、变形等，如橡胶奶嘴容易因老化而开裂、破损，选购时应注意；二是可闻一下有无刺激性气味，如一些由劣质塑料回收制成的塑料包装袋，由于溶剂残留等因素可能会产生塑料味或刺激性气味；三是可观察食品接触材料及制品有无脱色等，如一些包装上的印刷油墨未进行很好的固化，导致在高温和潮湿环境下脱落下来。

（2）标识方面：应观察食品接触材料及制品的最小销售包装上是否标识了产品、名称、材质、生产者和（或）经销商的名称、地址和联系方式、生产日期、保质期（仅适用于有保质期的产品）以及使用注意事项等，未按照《食品安全国家标准 食品接触材料及制品通用安全要求》（GB 4806.1—2016）进行标识的产品均是不合格产品。

4. 如何选购和使用一次性发泡餐具？

一次性发泡餐具是小餐馆和路边摊贩常用的餐具，其材料为聚苯乙烯等。一次性发泡餐具曾因"白色污染"被国家列入淘汰类产品目录而禁止生产及使用，但目前已重新解禁。选购和使用一次性发泡餐具应注意以下3点：一是发泡餐具不宜盛放温度高尤其是刚出锅的菜肴；二是发泡餐具不宜盛装高脂肪含量的食物，如含油量较高的汤汁；三是勿重复使用发泡餐具以及用其长期存放食物，用发泡餐具打包的食物应尽快转移至陶瓷等容器中储存。

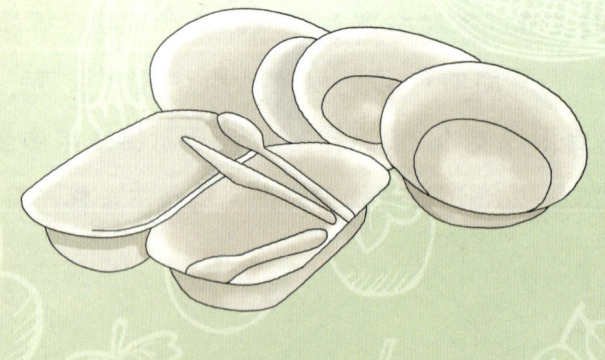